Peter Emmrich

Das 1 × 1 der Knospenmedizin
kombiniert mit Schüßler-Salzen

Fallbeispiele aus der Allgemeinarztpraxis

Kurzcharakteristik Knospenmedizin

Kurzcharakteristik der 12 Schüßler-Salze

Anschrift des Autors
Peter Emmrich
Hohenzollernstraße 24
75177 Pforzheim

Alle Angaben in diesem Werk wurden sorgfältig geprüft. Dennoch erfolgen alle Angaben ohne Gewähr. Autor und Verlag können für eventuelle Nachteile oder Schäden, die aus den im Buch gemachten Hinweisen resultieren, keine Haftung übernehmen. Die Informationen in diesem Buch ersetzen in keinem Fall den Rat und die Hilfe eines Arztes oder Heilpraktikers.

Ein Markenzeichen kann markenrechtlich geschützt sein, auch wenn ein Hinweis auf etwa bestehende Schutzrechte fehlt.

Bibliografische Information der Deutschen Nationalbibliothek

Die Deutsche Nationalbibliothek verzeichnet diese Publikation in der Deutschen Nationalbibliografie. Detaillierte bibliografische Daten sind im Internet unter https://portal.dnb.de abrufbar.

1. Auflage August 2016
2. Auflage April 2017
3. erweiterte Auflage Juni 2022
4. erweiterte Auflage Februar 2024
5. Auflage September 2024

ISBN 978-3-925207-59-4

In der Kuhtrift 18, 41541 Dormagen

www.wzgverlag.de

Printed in Germany

Peter Emmrich

Das 1 × 1 der Knospenmedizin

kombiniert mit Schüßler-Salzen

Fallbeispiele aus der Allgemeinarztpraxis

Kurzcharakteristik Knospenmedizin

Kurzcharakteristik der 12 Schüßler-Salze

Vorwort zur 1. Auflage

Gib jedem Tag die Chance
der schönste Deines Lebens zu werden
(Mark Twain 1835 – 1910)

Liebe Leserin, lieber Leser,

es war mir ein großes Anliegen diese Schrift zu verfassen: Die Knospenmedizin vereint mit den Schüßler-Salzen. Als langjähriger Therapeut sehe ich im Praxisalltag so viele chronisch Kranke, dass es eine wahre Pracht ist mit diesen einfachen Maßnahmen zum Erfolg, sprich zur Besserung oder gar zur Heilung beitragen zu können.

Es muss uns immer wieder klar sein, dass die Heilung ganz und gar alleine der einzelne Organismus vollzieht. Wir geben ihm nur sanfte Impulse, die jedoch richtig ausgewählt und wohl dosiert dann die Heilwirkung auslösen. Man kann lange darüber nachsinnieren, ob die Ursache im Körper beim chronisch Kranken eine zelluläre Blockade ist oder ob die Krankheit oder die einzelnen Symptome, die der Kranke uns schildert, nur eine Folge eines Mangelzustandes lebensnotwendiger Stoffe in den Zellen darstellt.

Das Verdienst dieser beiden naturheilkundlichen Disziplinen ist bei richtiger Anwendung eine Verbesserung des gesundheitlichen Zustandes des Erkrankten. Dabei ist es egal, ob er akut erkrankt ist oder schon seit vielen Jahren unter seinen Beschwerden leidet. Auch ist der Alterszustand des Patienten völlig irrelevant. Ob jung, ob alt – die richtige Wahl der Heilmittel ist entscheidend!

Aus diesem Grunde habe ich bei den Beschreibungen in diesem Werk die Gemmo-Mittel in den Vordergrund gestellt. Wer Näheres zu den Schüßler-Salzen erfahren möchte, kann in den von mir publizierten Büchern sicherlich seinen Wissensdurst stillen. Eine Übersicht finden Sie am Ende dieser Schrift.

Doctores Schüßler und Henry ist an dieser Stelle posthum ein herzliches Dankeschön von uns allen auszusprechen für ihre genialen Therapiekonzepte. Mögen sie vielen Menschen auch zukünftig dazu dienen, wieder gesund zu werden oder zumindest eine Besserung ihres Leidens zu erfahren.

Nun wünsche ich dieser Schrift eine rasche Verbreitung unter den Kranken, auf dass sie sich selber helfen können. Den Ratsuchenden soll sie ein treuer Begleiter werden und den Gesunden möge sie ihren Horizont erweitern. Möge Fortuna mit Ihnen sein.

Pforzheim, im Sommer 2016

Peter Emmrich

Vorwort zur 2. Auflage

„Da es sehr förderlich für die Gesundheit ist, habe ich beschlossen, glücklich zu sein!"

Voltaire (1694 – 1778), franz. Philosoph und Schriftsteller

Liebe Leserin, lieber Leser,

wer hätte mit solch einem grandiosen Start dieses Buches gerechnet? Innerhalb weniger als einem Jahr ging die 1. Auflage über die Ladentische der Buchhandlungen in Deutschland, Österreich und der Schweiz. Die Menschen erleben eine Renaissance der Knospenmedizin und sind völlig euphorisch, welche genialen Mittel uns da zur Verfügung stehen. In Hunderten von Rückmeldungen konnte ich erfahren, dass selbst in aussichtlosen Fällen mit der Kombination von Knospenmedizin und Schüßler-Salzen Besserungen oder gar Heilungen erzielt werden konnten, die keiner zuvor für möglich gehalten hätte.

Das gewisse Know-how wird in dieser Schrift jedem Wissensdurstigen auf einfache Art und Weise vermittelt. Geben Sie das Buch an Kranke oder deren Angehörige weiter, auf dass die Kranken wieder gesund werden oder zumindest ihr Leid mildern können. Oftmals ist Krankheit nur ein Informationsproblem. Wer klug ist, macht sich selber schlau. Aber das alleine reicht nicht immer. Man braucht konkrete Fallbeispiele, die einen auf die richtige Fährte führen. Und diese gibt es in diesem Buch genau zwanzig Mal.

Nun wünsche ich dieser Schrift weiterhin viel Erfolg!

Pforzheim, im Frühling 2017

Peter Emmrich

Vorwort zur 3. Auflage

Wer wagt – gewinnt

Liebe Leserin, lieber Leser,

der Spruch „Wer wagt – gewinnt“ ist der Titel einer Filmkomödie des Regisseurs Walter Janssen aus dem Jahre 1935 mit Heinz Rühmann. Der Film gilt heute als verschollen.

Und im Praxisalltag finde ich immer wieder Heilmittel für meine Patienten, welche in der etablierten Medizin auch als verschollen gelten, aber einen Heilungsprozess initiieren können, welcher bisher durch nichts Anderes erzielt werden konnte.

So sind die Knospenmazerate auch viele Jahre verschollen gewesen, bis man sie zum Wohle der Patienten wiederentdeckt hat. Viele Therapeuten in der Gegenwart schätzen weltweit diese Gemmomittel sehr und auch die Schüßler-Salze haben nichts an ihrer Aktualität in über 150 Jahren eingebüßt. Beide vereint können sehr viel Gutes bewirken.

So ist mein Appell an alle: „Wer wagt – gewinnt!“

Ich freue mich sehr, dass mein Knospenbuch nun schon in der dritten Auflage erschienen ist und wünsche diesem Werk weiterhin eine rasche Verbreitung unter all den Ratsuchenden.

Pforzheim, im Frühling 2022

Peter Emmrich

Vorwort zur 4. und 5. Auflage

Vivere militare est –
Leben heißt zu kämpfen!
(Lucius Annaeus Seneca, 1 n. Chr. – 65 n. Chr.,
römischer, Philosoph, Dramatiker, Naturforscher,
Politiker & Stoiker)

Liebe Leserin, lieber Leser,

ganz Europa, so scheint es, entdeckt peu à peu die Gemmotherapie des Belgischen Arztes Dr. Pol Henry neu und profitiert von den grandiosen Effekten dieser einfachen und sehr effektiven Heilweise. Jung und Alt können sich bei einfachen Befindlichkeitsstörungen mit diesen Mitteln selbst helfen. Viele Zuschriften meiner Leserinnen und Leser bestätigen mir das, was ich auch im Praxisalltag täglich erlebe. Die Menschen sind froh, dass sie selber aktiv in das Heilgeschehen ihres Körpers eingreifen können und schätzen zudem die günstige Therapieform.

Auch in Kombination mit den seit über 150 Jahren bewährten Schüßler-Salzen zeigen die Knospenpräparate einen Verstärkereffekt, ganz im Sinne ihres Entdeckers Dr. Henry, vornehmlich dann, wenn die Kombination optimal gewählt wurde.

Damit auch der Anfänger gute bis sehr gute Resultate erzielen kann, soll mein Buch ihm mit Rat zur Seite stehen.

Möge es weiterhin eine rasche Verbreitung unter all den Ratsuchenden finden.

Herzlichst, Ihr

Pforzheim, im Januar und September 2024

Inhaltsübersicht

Knospenmedizin nach Dr. med. Pol Henry

Gerade erlebt die Knospentherapie oder Gemmotherapie des belgischen Arztes Dr. med. Pol Henry (1918 – 1988) eine Renaissance. 1959 trat er mit seinen Erkenntnissen an die Öffentlichkeit und hat diese in seinem Hauptwerk „Phytembryothérapie“ niedergeschrieben.

Er postuliert, dass im Embryonalgewebe der Pflanzen alle genetischen Informationen vorhanden sind und es damit die höchste Potenz an Vitalität besitzt. Im Frühjahr werden die frischen einheimischen Pflanzenknospen und jungen Triebe aus Wildwuchs oder biologischem Anbau geerntet, schonend gereinigt und in einem Glyzerin/Ethanol-Gemisch mazeriert, d. h. eingeweicht. Daraus entstehen sehr wirksame und qualitativ hochwertige Heilmittel, die Gemmotherapeutika, welche bei vielen Funktionsstörungen und Fehlsteuerungen im Körper regulierend und heilend auch begleitend zu konventionellen Medikamenten, Heilpflanzensäften, Schüßler-Salzen und homöopathischen Mitteln eingesetzt werden können.

Stoffwechsel und Zellfunktion

Die Gemmoheilmittel regen den Zellstoffwechsel an und sorgen für eine Entfernung von Stoffwechselendprodukten, Schadstoffen und Umweltgiften aus dem Organismus. Ich stelle Ihnen hier alle zwanzig in Deutschland zugelassenen Gemmoheilmittel zur Behandlung akuter oder chronischer Krankheitszustände vor. Sie sind in Packungsgrößen zu 50 ml in Apotheken oder ausgewählten Fachgeschäften erhältlich.

Historische Belege für die Knospentherapie, („gemmo“ ist lateinisch und bedeutet Knospe) finden sich schon vor mehr als

7000 bis 8000 Jahren vor unserer Zeitrechnung bei den Ägyptern. Dort war beispielsweise die in Essig eingelegte Blütenknospe des Kapernstrauches (Capparis spinosa) als Gewürz weit verbreitet. Aber auch die Ärzte der ältesten Medizin auf Erden, dem Ayurveda, schätzten schon sehr die entzündungshemmenden Eigenschaften der Gewürznelke (Syzygium aromaticum). Heute gilt sie immer noch als eine der besten Antioxidantien. Darunter versteht man Substanzen, welche die freien Radikale, die unsere Zellwände zerstören und dadurch eine verfrühte Alterung herbeiführen können, neutralisieren bzw. unschädlich machen.

Für mich ist es immer wieder erstaunlich wie unsere Vorfahren die Begabung hatten solche Pflanzen zu erkennen, um sie gezielt einzusetzen. Heutzutage wird uns von vielen Seiten eingeredet, dass nur die „wahren" Heilmittel im Chemielabor entdeckt werden können. Leider allzu oft eine Täuschung, wie der jüngste Medikamentenskandal in Frankreich zeigt. Aber auch die berühmte Äbtissin vom Rupertsberg Hildegard von Bingen (1098 – 1179) lobte die Heileigenschaften von Knospen an Bäumen, Hecken und Sträuchern und nennt unter anderem die Schwarze Johannisbeere, die Birke, die Esche, die Esskastanie, die Heckenrose als auch die Linde als besonders heilkräftig.

1965 wurde die Knospentherapie als „Gemmothérapie" in die Pharmacopée française, also der französischen Sammlung von Vorschriften über die Qualität von Arzneimitteln, pharmazeutischen Hilfsstoffen und einzelnen Medizinprodukten dank Dr. med. Max Tétau (1927 – 2012), einem langjährigen Freund Dr. Henrys, eingefügt. 2011 hat man die Gemmotherapie in die Pharmacopoea Europaea, dem europäischen Arzneibuch aufgenommen und den homöopathischen Arzneimitteln zugeordnet. Durchaus sind die Gemmopräparate von verschiedenen Herstellern nicht nur in Europa, sondern auch in Amerika, Australien und Neuseeland erhältlich.

Schwarze Johannisbeere
(Ribes nigrum)

Gleich zu Beginn möchte ich Ihnen die stärkste entzündungshemmende Pflanze der Gemmotherapie vorstellen: Ihr Name ist *Ribes nigrum* oder zu Deutsch die Schwarze Johannisbeere. Viele von Ihnen kennen die Schwarze Johannisbeere als Saft. Sie ist reich an Vitamin C und gehört zur Pflanzenfamilie der *Grossulariaceae*, den Stachelbeergewächsen. Doch das ist noch nicht alles. Neben ätherischen Ölen, Harzen, Kupfer, Eisen, Calcium, Magnesium und Zink enthält sie eine ganze Reihe an B-Vitaminen: B_1, B_2, B_3 und B_6 und obendrein noch Vitamin E, ein ganz wichtiges Antioxidans für Gefäße und ein Schutz für

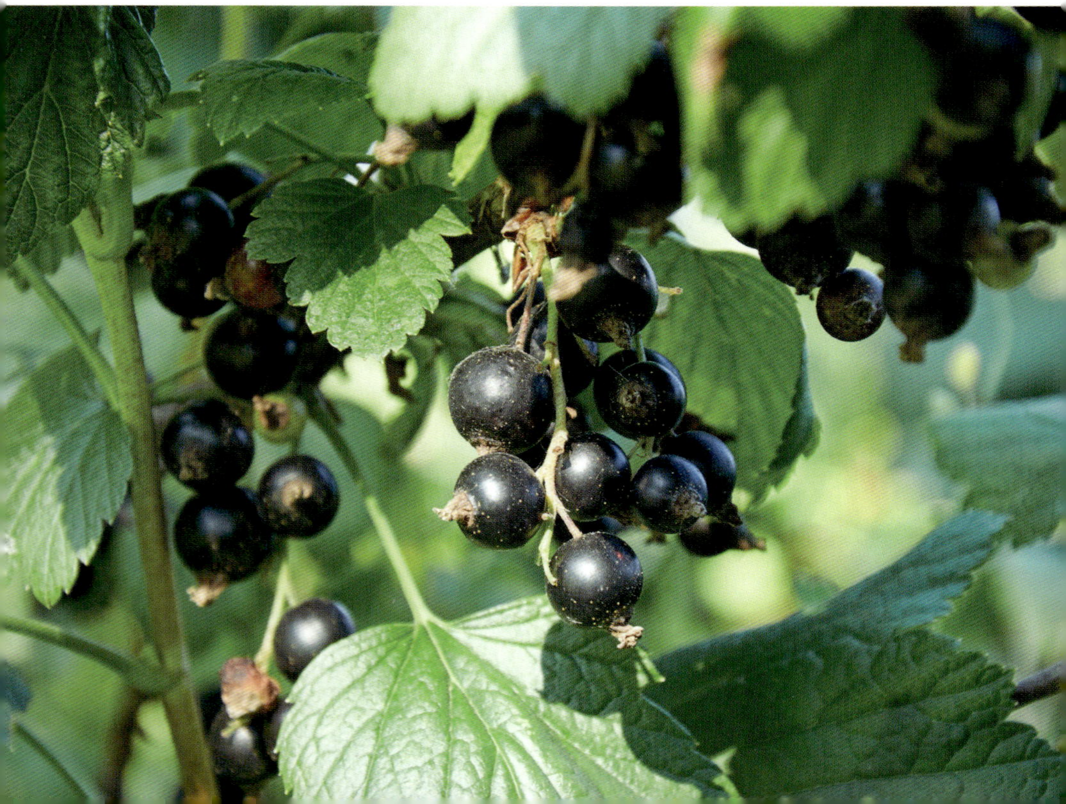

unsere Muskeln. Mit anderen Worten: Sie ist die so genannte „Alleskönnerin" unter den Knospen. Im 18. Jahrhundert schon wurden Traktate über die Schwarze Johannisbeere verfasst in denen vornehmlich ihre außerordentliche Heilkraft als Gegengift bei Vergiftungen hervorgehoben wurde.

Für die Anwendung in der heutigen Zeit stehen ganz besonders ihre entzündungshemmenden Eigenschaften im Vordergrund. Aber auch für den erfolgreichen Einsatz bei allen Formen allergischer Erkrankungen zeichnet sie verantwortlich. Sie wird in Fachkreisen auch als das „pflanzliche Cortison" bezeichnet, ohne jedoch die Nebenwirkungen des echten Cortisons zu haben.

Ob akute oder chronische Entzündungszustände vorliegen, mit der *Ribes nigrum* erzielen wir eine regulierende Umstimmung im erkrankten Gewebe, egal ob in den Nasennebenhöhlen, den Ohren, den Bronchien, im Magen-Darm-Trakt, den Nieren und der Blase, den Gelenken, den Geschlechtsdrüsen als auch der Prostata des Mannes. Kurzum: Das Schwarze Johannisbeeren-Mazerat kann bei allen Arten von Entzündungen von Kopf bis Fuß zum Einsatz kommen. Man nimmt zweimal 2 ml oder 40 – 50 Tropfen vor dem Essen morgens und mittags und speichelt die Tropfen etwas im Mund ein, bevor man sie runterschluckt oder sprüht sich das Mazerat dreimal täglich mit einem Zerstäuber mit je drei Sprühstößen in den Rachen. Damit ist die direkte Aufnahme über die Mundschleimhaut gewährleistet.

Bedenken Sie immer wieder: Die Heilung macht ihr Körper. Wir geben nur den entsprechenden Heilimpuls, hier durch das Gemmoheilmittel. Achtung: Vitamin C-haltige Knospenpräparate sollen nicht zu spät am Abend eingenommen werden, da sie unter Umständen durch ihre anregende Wirkung das Einschlafen verzögern können!

Fallbeispiel: **Ständig erkälteter Gymnasiast**

Ich möchte Ihnen dazu gleich einen Fall aus meiner Praxis vorstellen. Finn, ein 17-jähriger Gymnasiast ist seit nahezu drei Jahren ständig erkältet. Eines Tages kommt er zu mir in die Sprechstunde in Begleitung seiner Mutter, welche es satt hat, ihm ständig die vom Arzt verordneten Antibiotika zu geben. Innerhalb der letzten neun Monate hatte er fünf verschiedene Antibiotika bekommen mit dem Effekt, dass die Lymphknoten am Kieferwinkel gar nicht mehr abgeschwollen sind. Der Arzt habe vorgeschlagen, vorsichtshalber einen Lymphknoten beim Chirurgen entfernen zu lassen, um eine Krebserkrankung auszuschließen.

Das verängstigte Finn so sehr, dass er sich weigerte erneut zum Arzt zu gehen. Die Mutter berichtet auf Nachfrage, dass Finn in den letzten 12 Monaten fast 10 Zentimeter gewachsen sei. Sie käme kaum noch nach ihm neue Hosen zu kaufen, da diese immer wieder zu kurz seien. Finn erwähnt darüber hinaus unter nächtlichen Schienbeinschmerzen zu leiden, die ihn oftmals mehrere Stunden wach hielten. Unter diesen Wachstumsschmerzen leiden eher Jungs als Mädchen. Die Kinder können aufgrund der Schmerzen nicht in den Schlaf finden.

Das wichtigste Hauptmittel dafür ist aus der Schüßlertherapie die Nr. 2 Calcium phosphoricum D6. Es aktiviert darüber hinaus auch das Immunsystem und lässt vergrößerte Lymphknoten wieder abschwellen. Ich verordnete es mit einer Gabenhäufigkeit von anfangs viermal einer Tablette vor dem Essen und vor dem Zubettgehen. Zusätzlich bekommt Finn Ribes nigrum, die Schwarze Johannisbeere als Gemmotherapeutikum mit einer Dosierung von morgens und mittags 2 ml, das entspricht ungefähr 40 bis 50 Tropfen. Es soll den ganzen Stoffwechsel anregen und die notwendigen Abwehrzellen rasch bilden.

Schon nach zehn Tagen bemerkte die Mutter eine deutliche Abschwellung der Lymphknoten. Die nächtlichen Knochenschmerzen verschwanden und die erwarteten Erkältungsschübe blieben aus. So ihr Bericht nach sechs Wochen.

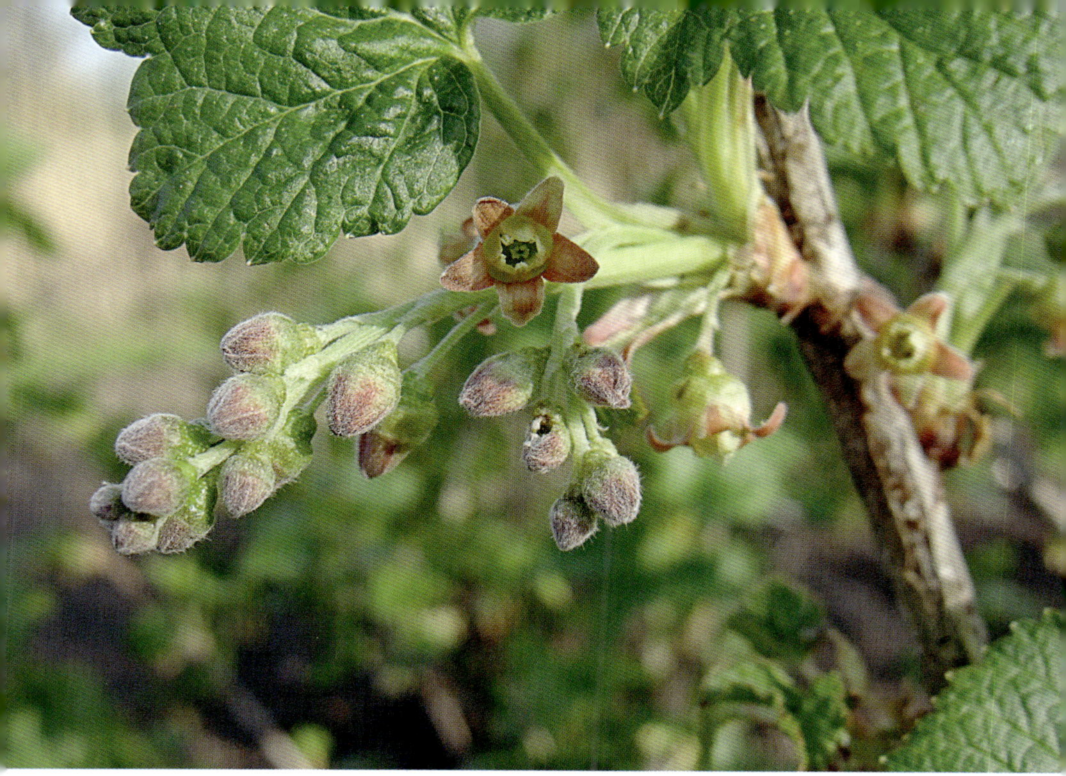

Sie war so stolz kein Antibiotikum mehr gebraucht zu haben. In dem nächsten Vierteljahr wird die Dosis des Calcium phosphoricum D6 auf zweimal täglich reduziert. Ribes nigrum wird unverändert fortgeführt.

Mittlerweile war wieder November und die kalten Herbststürme zogen über das Land, aber zur Verwunderung aller: Finn blieb diesmal gesund. Keine vereiterten Mandeln, kein Husten. Es scheint so, als ob diese einfache Kombination aus Schüßler-Salz Nr. 2 und dem Gemmomittel Ribes nigrum eine Wende eingeläutet hätte.

Drei Monate später weiterhin stabiler Zustand, obgleich wir uns in der Winterzeit befinden. Die Lymphknoten sind restlos abgeschwollen. Die nächtlichen Knochenschmerzen verschwunden und Finn fühlte sich richtig wohl in seiner Haut. Die Mutter konnte das für sie kleine Wunder kaum fassen und fragte mich, warum ihr denn niemand diese einfache Mittelkombination schon vor drei Jahren gesagt hätte. Sicherlich, weil sie zu wenig bekannt ist.

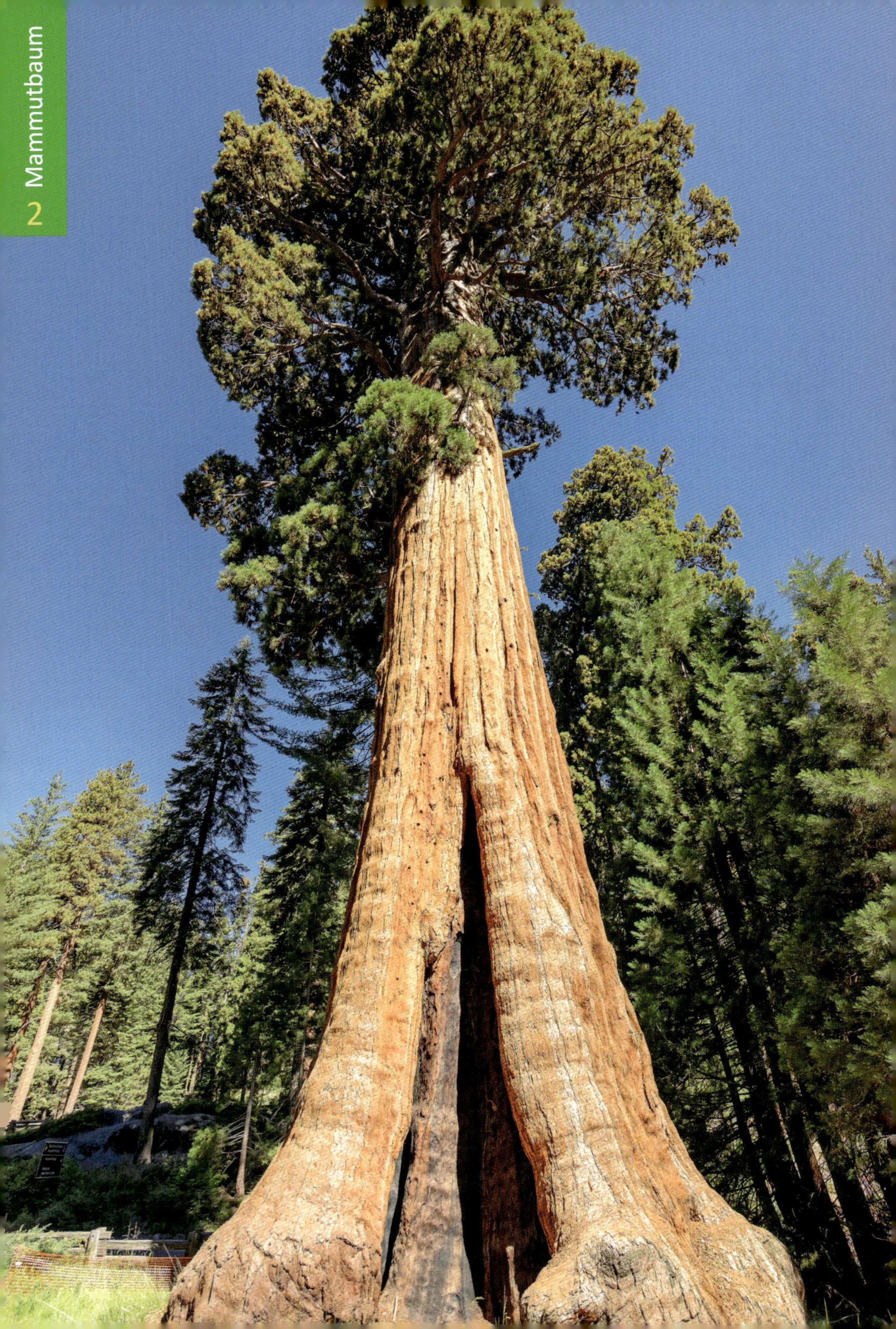

Mammutbaum
(Sequoia gigantea)

Wenden wir uns nun dem nächsten wichtigen Mittel der Gemmotherapie bei Erschöpfungszuständen zu. Es handelt sich dabei um den *Sequoia gigantea*, den Mammutbaum. Dieser in Kalifornien beheimatete Baum kann über 3000 Jahre alt werden und mittlerweile finden wir ihn auch in europäischen Parkanlagen. Er gehört botanisch zur Familie der Zypressengewächse (Cupressaceae) und genauer gesagt in die Ordnung der Koniferen und bildet eine Baumhöhe von 100 Meter aus. Mitunter kann er einen Stammdurchmesser von über 12 Meter erreichen. Er ist ein wahrer Überlebenskünstler, da er große Hitze als auch Frost bis minus 30 Grad Celsius erträgt. Die Sprossen des Mammutbaumes wirken daher erfrischend und belebend und verleihen natürliche Kraft und Stärke. Sie sind ein natürliches Tonikum bei körperlichen Schwächezuständen und psychischen Krisen. Sie beruhigen und gleichen aus. Daher wird das Gemmoheilmittel Sequoia gigantea auch als das „pflanzliche Valium" bezeichnet. Es entspannt nicht nur den Geist, sondern auch den ganzen Unterleib und erleichtert daher unter anderem bei Prostatavergrößerung des Mannes das Urinieren. Neben ätherischen Ölen, Gerbstoffen (Tannine) und Harzen sind die Knospen des Mammutbaumes reich an Magnesium, Vitamin D und Enzymen. Das erklärt gerade die immense „Power", welche das Gemmomittel Mammutbaum an den Tag legt – ein wahres Verjüngungsmittel!

Gerade im Bereich des neurohormonellen Systems (Nerven-Hormon-Achse via Hypothalamus-Hypophyse) stärkt es den Organismus und beugt dem vorzeitigen Altern entgegen. Es wirkt aufbauend vornehmlich im Bereich der Knochen und

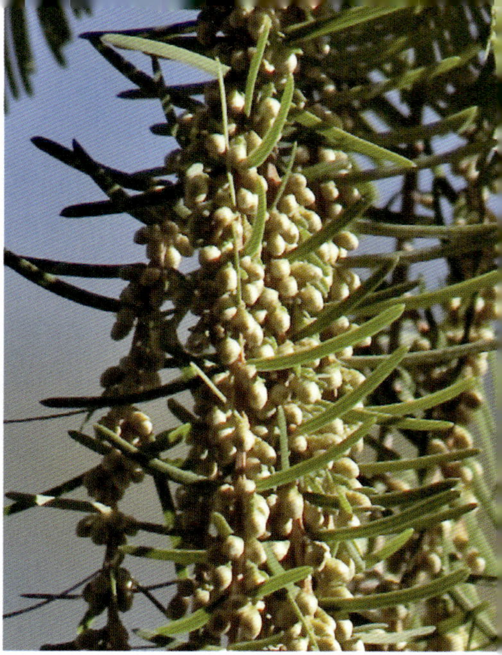

Gelenke und regulierend im Drüsengewebe (Schilddrüse, Nebennieren, Hoden, Eierstöcke). Somit kann der Mammutbaum zur Vorbeugung als auch zur Begleitbehandlung der Osteoporose eingesetzt werden. Er unterstützt die Heilung von Knochenbrüchen, stärkt Bänder und Sehnen und hält sie elastisch.

Auch bei depressiven Zuständen hilft er durch seinen Vitamin D Anteil. Gerade bei Gedächtnisschwäche und Konzentrationsstörungen der Schüler, Kopfarbeiter und Senioren wie auch bei Stresszuständen, Überforderung im Alltag und zur Regeneration und Vorbeugung des Burn-out ist er bestens geeignet. Da er die Leberfunktion stärkt, verbessert er auch die Sehkraft und beseitigt Müdigkeit und Lustlosigkeit. Er kann erfolgreich bei Frigidität und Libidomangel als auch bei den Beschwerden des Klimakteriums (Wechseljahrsbeschwerden) angewendet werden und hilft die Spermienqualität beim Mann zu verbessern. Beim älteren Herrn kann er bei sämtlichen Prostatabeschwerden als auch bei Veränderungen an der Gebärmutter der Frau (zu schwache oder zu starke Menstruation, Myome) erfolgreich eingesetzt werden.

Merke: In akuten Situationen können Gaben von viermal täglich 30 bis 60 Tropfen für mehrere Tage sinnvoll sein, um Krisen zu durchbrechen. Bessert sich der Zustand, so ist es ratsam über Wochen und Monate den Mammutbaum mit 2 × 40 – 50 Tropfen fortzuführen bis eine vollständige Heilung eingetreten ist. Später als Prophylaxe sind tägliche Gaben von 40 Tropfen angezeigt.

Fallbeispiel: **Gutartige Vergrößerung der Prostata**

Dazu ein Praxisfall. Herbert, 72 -jähriger Rentner, beklagt seit Wochen massive Entleerungsstörungen der Blase. Der Urologe fand bei einer kürzlich durchgeführten Untersuchung eine gutartige Vergrößerung der Prostata. Eine chemische Hormonblockade lehnt Herbert ab. Da er nebenbei schon seit mehr als 10 Jahren sehr erschöpft ist und an einer Verstopfung leidet, erscheint mir der Mammutbaum als Gemmotherapie hier als optimales Mittel, um den gesamten Beckenbereich zu entstauen und Stoffwechselendprodukte abzutransportieren. In Kombination mit dem Schüßler Salz Nr. 7 Magnesium phosphoricum D6 mit einer Dosierung von fünf mal fünf Tabletten über den Tag verteilt brachte der Sequoia gigantea (Mammutbaum) mit 2 × 2 ml oder zweimal 40 bis 50 Tropfen schon nach drei Tagen eine spürbare Erleichterung. Nach 14 Tagen waren keine Akutbeschwerden mehr aufgetreten. Nach sechs Wochen völlige Beschwerdefreiheit. Der Urin floss beschwerdefrei ab, keine nächtlichen Harnentleerungen mehr, nebenbei verbesserte sich der Stuhlgang zur Zufriedenheit von Herbert und er verfügte über eine Vitalität, die er seit Jahren nicht mehr kannte. Die Einnahme vom Magnesium wurde beendet. Damit der regulierende Effekt einer hormonell vergrößerten Prostata weiterhin gewährleistet ist, empfehle ich täglich 40 bis 50 Tropfen Mammutbaum, um mit seiner pflanzenhormonähnlichen Wirkkraft, die Prostata von ihrer Größe her vernünftig klein zu halten. Urologische Kontrolluntersuchungen bestätigten unseren Erfolg.

Walnussbaum
(Juglans regia)

Betrachten wir nun das nächste Gemmomittel, den Walnussbaum oder *Juglans regia*. Mit einem kurzen Hauptstamm und einer breiten Krone erkennen wir schon aus der Ferne einen Walnussbaum, der auch in unseren heimischen Gefilden bis zu 300 Jahre alt und nahezu 30 Meter hoch werden kann. Ursprünglich kam der Baum aus Persien. Schon in der Antike galten die Walnüsse als Götterspeise und nachweislich kennt ihn die Menschheit seit 9000 Jahren, was wissenschaftliche Funde belegen. Im Christentum symbolisiert die Walnuss mit ihrer grünen Fruchthülle, der harten Schale und dem wohlschmeckenden Kern die Dreieinigkeit. Die fetthaltigen Nusskerne erinnern uns bei der Betrachtung an ein menschliches Gehirn, was schon Paracelsus (1493 – 1541) in seiner Signaturenlehre beschrieb und eine Heilkraft für den Hirnstoffwechsel postulierte. Und in der Tat helfen Walnüsse Alkohol rascher über den Leberstoffwechsel abzubauen, so dass die „benebelnde" Wirkung im Gehirn verschwindet.

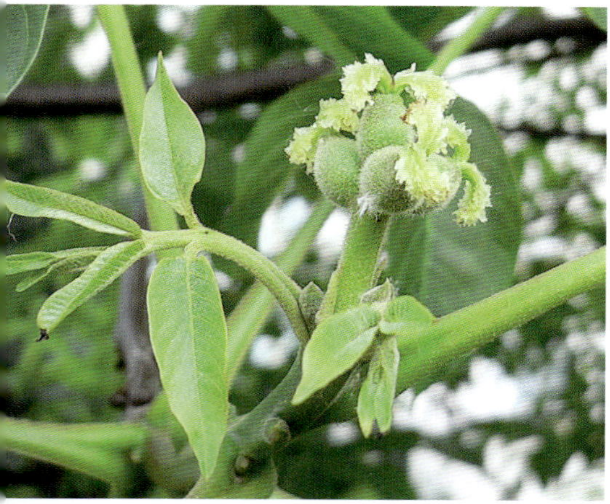

Botanisch betrachtet gehört der Walnussbaum zu den *Juglandaceae*, den Walnussgewächsen, zu denen rund 60 Arten unter anderem auch die Buchen gehören. Der Walnussbaum liebt frische nährstoffreiche Böden und ist wahrlich in der Lage wochenlange Überflutungen zu tolerieren. Neben Gerbstoffen beinhalten die Knospenmazerate auch Flavonoide, Enzyme, ätherische Öle, Salicylate (das sind entzündungshemmende Substanzen, wie wir sie vom Aspirin her kennen), Calcium, Magnesium, Kupfer, Selen, Kieselsäure, Eisen als auch viele Vitamine wie A, B_1, B_2, B_3, B_5, B_6, C und E.

In der Gemmotherapie wird das Walnussknospenmazerat aufgrund seiner stark entgiftenden und entzündungshemmenden Wirkung bei allen Arten von Hauterkrankungen eingesetzt. Ob Pickel, Pusteln, Akne, Psoriasis, Sklerodermie, akute oder chronische oberflächliche Hautentzündungen (auch allergisch bedingte Erscheinungen), infizierte Ekzeme als auch Geschwüre am Unterschenkel (Ulcus cruris) oder nicht heilende Wunden. Aber auch bei Pilzinfektionen der Haut (Mykose) und an den Schleimhäuten (Soor/Candida) denke man an den Walnussbaum! Da er ebenso eine stärkende und regulierende Wirkung auf die Bauchspeicheldrüse hat ist er eine große Hilfe zur Regulierung des Blutzuckers (Diabetes mellitus Typ 2, aber auch bei Bauchspeicheldrüsenentzündung) und bei Verdauungsbeschwerden wie Blähbauch, wechselhaften Stühlen als auch bei Reizmagen. Gerade nach dem Gebrauch von Antibiotika treten Durchfälle auf, welche durch die Anwendung von Juglans regia rasch gebessert werden können. Man gibt auch hier 2 × 2 ml täglich oder zwei bis vier mal 30 bis 50 Tropfen. Merke: Die Walnussknospe hat eine sehr starke lymphreinigende Wirkung! So wirkt sie positiv auch bei Erkrankungen der Schleimhäute im Bereich von Nase, Ohren und Bronchialsystem.

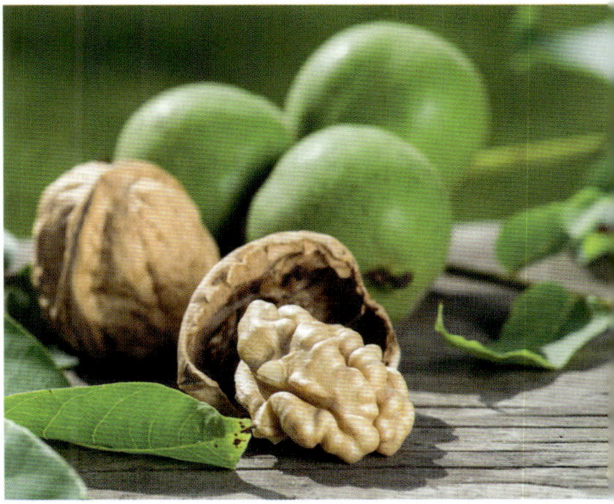

Fallbeispiel: **Heftige Durchfälle**

Der 38-jährige Feinpolier Markus hat seit seiner Rückkehr aus Ägypten heftige Durchfälle. Man fand bei einer Stuhluntersuchung Salmonellen und der behandelnde Arzt verordnete Markus ein Antibiotikum. Unter der Anwendung des Antibiotikums wurden die Durchfälle zwar weniger, jedoch litt er kurze Zeit später auch noch unter übel riechenden Blähungen, welche ihn oftmals die halbe Nacht wach im Bett liegen ließen. Der Bauch von Markus war aufgetrieben und glich dem einer Frau im neunten Schwangerschaftsmonat. Sämtliche Maßnahmen brachten ihm keine Linderung. Das Schüßler-Salz Nr. 7 Magnesium phosphoricum D6 mit seiner stark entkrampfenden Wirkung bescherte innerhalb weniger Stunden eine Besserung des Blähbauches. Es wurde ihm als so genannte „Heiße 7" mit fünf bis zehn Tabletten in warmem Wasser oder im Tee aufgelöst mehrmals täglich verabreicht. Parallel dazu bekam er das Gemmomittel Walnuss mit einer Anfangsgabe von viermal 40 Tropfen (entspricht 4 × 2 ml) über den Tag verteilt verordnet. Die Blähungen wurden schon nach Tagen besser und die Durchfälle blieben nach einer Woche komplett aus. Damit es nicht zum Rückfall kam, sollte das Walnusspräparat noch weitere sechs Wochen mit zweimal täglich einer Gabe von 30 – 40 Tropfen genommen werden. Eine Kontrolluntersuchung beim Hausarzt nach einem Vierteljahr ergab keinen Hinweis mehr auf Salmonellen. Darüber freute sich Markus sehr, denn im Internet hatte er gelesen, dass bei einer Salmonelleninfektion die Patienten mitunter jahrelange Beschwerden haben können.

Olivenbaum
(Olea europaea)

Um seinen Fettstoffwechsel zu optimieren, bieten sich in der Gemmotherapie die Knospen des Olivenbaumes an. Botanisch heißt er *Olea europaea* und gehört mit der Esche und dem Flieder zu den Ölbaumgewächsen, lateinisch *Oleaceae*. Er ist ein immergrüner Baum mit einer maximalen Höhe von 20 Metern, gehört zu den ältesten Kulturpflanzen des Menschen und war im Mittelmeergebiet, in Südafrika und im Nahen Osten einst beheimatet.

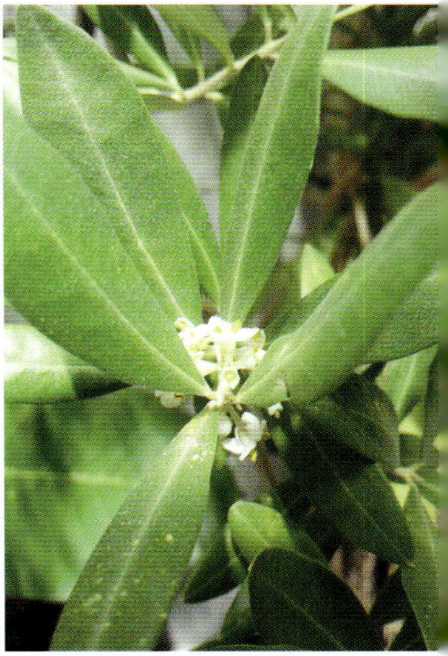

Einzelne Exemplare können ein Alter von 2000 Jahren erreichen, was wir mit unserem menschlichen Verstand gar nicht fassen können. Unsere ganze Christenzeit hat ein einzelner Baum miterlebt. Was meinen Sie was der uns alles erzählen könnte? Aber auch in den verschiedensten Mythologien wurde der Ölbaum gepriesen und der Olivenzweig ist seit jeher ein Zeichen für Frieden. Neben Bitterstoffen enthalten die Blatttriebe viele Phenole, Gerbstoffe (Tannine), Harze, sowie Vitamin A, B_1, B_2, C, E und eine kräftige Portion Mineralien wie Calcium, Kupfer, Eisen, Kalium, Magnesium, Kieselsäure (Silicea) und einige Enzyme.

Seine Hauptwirkung zielt auf die Optimierung der Blutfette ab, wobei das gefäßschützende oder „gute", das so genannte HDL-Cholesterin (Normwert über 40 mg/dl) auf über 70 mg/dl angehoben werden und das gefäßschädigende oder „schlechte" LDL-Cholesterin (Normwert unter 160 mg/dl) deutlich gesenkt werden soll. Auch wird der Gesamtcholesterinwert (Normwert unter 200 mg/dl) verbessert und die freien Fettsäuren (Neutralfette oder Triglyceride, Normwert unter 150 mg/dl) werden gesenkt. Das schützt die Gefäße vor Ablagerungen, was wiederum auch den Blutdruck senkt und zur Gewichtsreduktion beiträgt. Und nicht nur das. Es senkt darüber hinaus auch noch den Blutzucker (Nüchternblutzuckerwert unter 99 mg/dl). Das belegt eindeutig, dass die Olivenknospenmazerate einen positiven Einfluss auf den Leber- und Bauchspeicheldrüsenstoffwechsel haben müssen und mitunter die Gedächtnisleistung vornehmlich im Alter verbessern. Daher sollte das Mittel gerade auch beim Tinnitus und bei Demenzen zur Anwendung kommen. Mit einem Wort: Es ist das „Altersmittel", denn es ist ein milder Energiegeber. Die Dosierung liegt ebenfalls bei 2 × 2 ml oder 2 × 30 – 50 Tropfen.

Fallbeispiel: **Blutfette: Fantastische Besserung**

Ein Praxisfall soll Ihnen zeigen, dass innerhalb drei Monate mit einer Umstellung der Essgewohnheiten der Gesamtcholesterinwert um gut ein Drittel gesenkt und der Quotient LDL: HDL deutlich verbessert werden konnte. Hans, ein 46-jähriger Fernfahrer, kommt zum Check-up in meine Praxis und es fanden sich bei einer Laboruntersuchung folgende Messwerte: Gesamtcholesterinwert: 318 mg/dl, Triglyceride: 333 mg/dl, HDL: 34 mg/dl, LDL: 266 mg/dl, Nüchternzucker: 122 mg/dl. Neben einer Ernährungsberatung (weniger Wurst, Käse und Schweinefleisch, dafür mehr Obst und Gemüse im Verhältnis 1: 4), sollte sich der Patient auch dreimal die Woche 45 Minuten am Stück bewegen. Margarine wurde durch Butter ersetzt und zum Kochen und Braten Kokosnussfett empfohlen. Für die Salate am Mittag kalt gepresstes Lein- oder Leindotteröl, welche reich an Omega-3-Fettsäuren sind, die wiederum eine entzündungshemmende Eigenschaft besitzen und darüber hinaus auch den HDL-Wert erhöhen. (Bitte keine

Salate nach 16 Uhr essen, da dann eine Gefahr des Gärens im Darm besteht!)

Neben einem ausgeprägten Bierbauch litt Hans schon seit Jahren unter einem chronischen Hautausschlag an beiden Schienbeinbereichen, weshalb ich ihm neben dem Olivenknospenmazerat 2 × 2 ml zusätzlich aus der Schüßler-Apotheke die Nr. 10 Natrium sulfuricum D6, das Glaubersalz in potenzierter Form mit dreimal täglich einer Tablette vor dem Essen gelutscht, empfohlen habe.

Sie hätten sicherlich gestaunt, wenn sie dem Hans 12 Wochen später begegnet wären. 8 Kilo Gewicht abgenommen und die Laborwerte haben sich wie folgt gebessert: Gesamtcholesterinwert: 212 mg/dl, Triglyceride: 139 mg/dl, HDL: 59 mg/dl, LDL: 144 mg/dl, Nüchternzucker: 89 mg/dl. Chapeau!!! Und wenn man noch bedenkt, dass der Quotient LDL:HDL unter 3 liegen sollte, haben wir hier ein phänomenales Resultat erreicht. Der Wert verbesserte sich von anfangs 7,8 auf 2,4 und liegt somit im Normbereich. Der Patient war mit der Behandlung restlos zufrieden, denn zu seiner Freude war auch der Hautausschlag verschwunden. Wenn der Patient meine Ratschläge weiter beherzigt, werden sich die Laborwerte noch weiter verbessern. Ich kann freudig feststellen unter meinen Patienten einige Kandidaten zu haben, welche HDL-Werte von über 110 mg/dl und LDL-Werte unter 100 mg/dl haben.

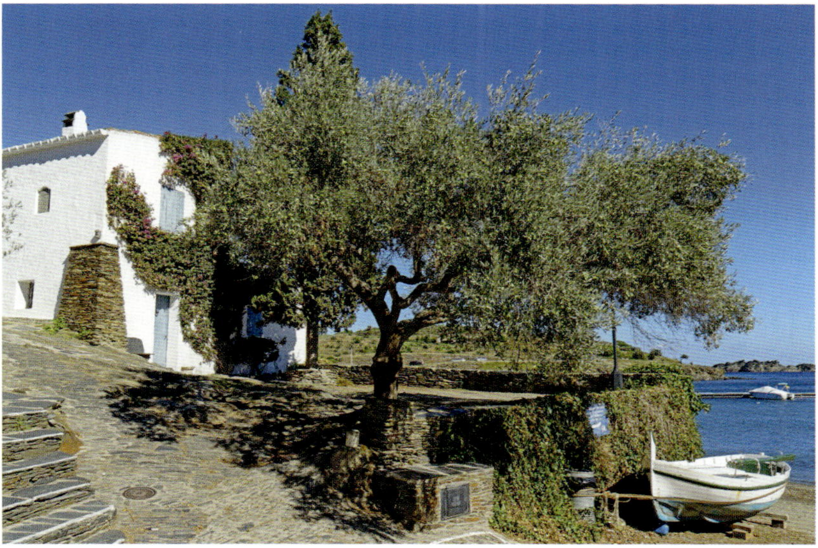

Himbeere
(Rubus idaeus)

Weit verbreitet in Europa, Asien und Nordamerika ist der sommergrüne bis zu zwei Meter hoch werdende Himbeerstrauch *(Rubus idaeus)* mit seinen wohlschmeckenden roten Früchten. Er gehört zur Familie der Rosengewächse *(Rosaceae)* und ist das Frauenmittel in der Gemmotherapie. Sehr häufig findet man den wilden Himbeerstrauch auf nitrathaltigen Kahlschlagflächen unserer Wälder und seine duftlosen Blüten locken mit ihrem zuckerreichen Nektar neben Bienen auch Schmetterlinge von weither an.

Seit der Antike kennen die Menschen die Beeren, welche zur Verbesserung des Geschmacks bitteren Arzneien zugesetzt wurden. Dass die zerdrückten Blüten der Himbeere als Heilmittel

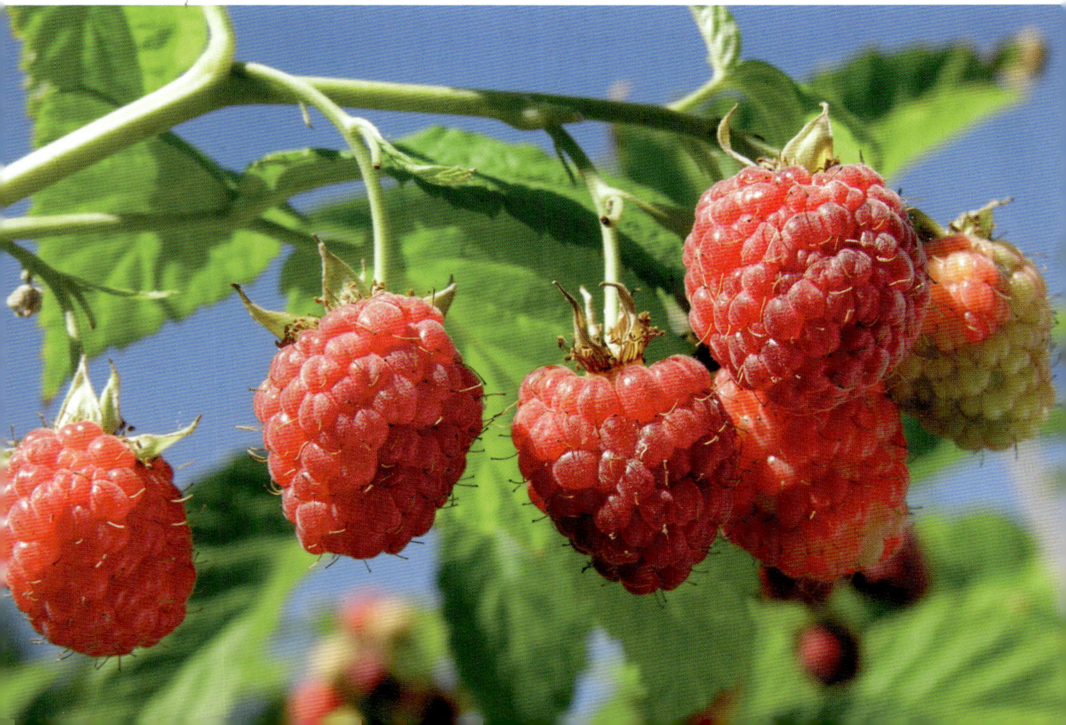

gegen Furunkel und Augenentzündungen in einem irischen Kräuterbuch aus dem 18. Jahrhundert gelobt wurden, sollte nicht unerwähnt bleiben. Neben Flavonoiden, β-Carotin, Enzymen, organischen Säuren, Harzen und Gerbstoffen beinhalten die Knospen auch die Vitamine B_1, B_2, C und D.

Das Himbeer-Gemmomazerat wirkt entkrampfend auf die Gebärmutter (Uterus) und reguliert die Hypothalamus-Hypophysen-Ovar-Achse der Frau. Nicht nur Störungen im Hormonhaushalt können hiermit souverän ausgeglichen, sondern auch Entzündungen an den unterschiedlichen Organstrukturen des weiblichen Genitale zum Abklingen gebracht werden. Nicht unerwähnt sollte die Verbesserung durch das Himbeermazerat hinsichtlich der schmerzhaften Regelblutungen der Frau bleiben. Merke: Sämtliche Zyklusstörungen (Metrorrhagien) können mit diesem Mittel erfolgreich behandelt werden, da die Wirkkraft der Himbeere als Gemmoheilmittel eine ausgleichende Wirkung hat. Ist der Zyklus kürzer als 25 Tage nennt man das Polymenorrhoe, wohingegen der Zyklus länger als 35 Tage als Oligomenorrhoe bezeichnet wird. Fällt die Blutung mehr als drei Monate aus, so spricht man von einer Amenorrhoe. Dauert die Blutung länger als sieben Tage an, so ist es eine verlängerte Blutung (Menorrhagie). Benötigt die Frau mehr als fünf große Binden täglich, so bezeichnet man das als Hypermenorrhoe und zu guter Letzt heißt eine schmerzhafte Regelblutung Dysmenorrhoe. Und das alles ist die Himbeere in der Lage auszugleichen. Dazu nimmt man zwei mal zwei Milliliter, das entspricht 40 bis 50 Tropfen täglich, vor dem Essen, gegebenenfalls in Wasser ein. Aber auch zu früh einsetzende Wechseljahrsbeschwerden, Hitzewallungen mit oder ohne Schweißausbrüche sowie Stimmungsschwankungen werden durch die Himbeere verbessert oder gar restlos beseitigt. Da das Mittel Vitamin C enthält, sollte es nicht am Abend genommen werden.

Fallbeispiel: **Über zwei Jahrzehnte Regelbeschwerden**

Dazu ein Praxisfall. Mareike, eine 36-jährige Büroangestellte, leidet seit mehr als 20 Jahren unter schmerzhaften Regelblutungen. Sämtliche Therapien bei den verschiedensten Frauenärzten brachten ihr nicht den gewünschten Erfolg. Bei einer Routineuntersuchung in meiner Praxis sprach sie mich darauf an und ich empfahl ihr neben dem Hauptentkrampfungsmittel Nr. 7 Magnesium phosphoricum D6 am besten als „Heiße Sieben“ (= mehrmals täglich fünf bis zehn Tabletten in warmem Wasser gelöst und schlückchenweise getrunken) aus der Schüßler-Apotheke und zusätzlich das Gemmomittel Rubus idaeus, das Himbeermazerat mit anfangs drei- bis viermal 30 bis 40 Tropfen täglich. Schon bei der zweiten Menses (Monatsblutung) waren die Schmerzen erträglicher und beim nächsten Mal blieben die heftigen Bauchkrämpfe restlos aus. Mareike konnte die rasche Veränderung kaum glauben. Keine Nebenwirkungen durch die Mittel, was bei den anderen Präparaten vom Frauenarzt oftmals nicht der Fall war. In der Nachbetrachtung kann gesagt werden, dass die Einnahme nach einem halben Jahr beendet werden konnte und der Wirkeffekt bleibt bis dato beobachtbar.

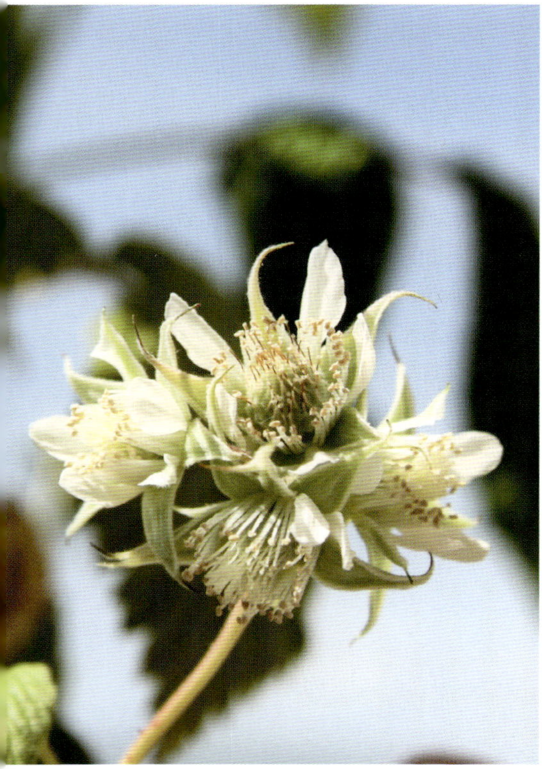

Heckenrose
(Rosa canina)

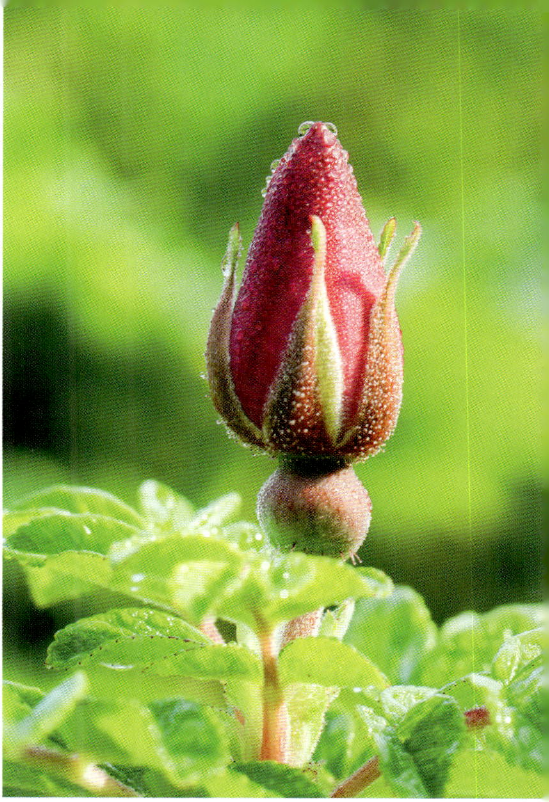

Ebenso ein Rosengewächs *(Rosaceae)* ist die Heckenrose *(Rosa canina)*, welche ich Ihnen nun vorstellen möchte. Im Volksmund heißt sie auch Hagebutte oder Hundsrose und kommt in ganz Europa vor. Der maximal vier Meter hohe Strauch bildet lange bogig hängende Äste und Zweige mit kräftigen sichel- und hakenförmigen Stacheln. Bevorzugt wächst die Heckenrose auf mäßig trockenen bis frischen Böden, die basenreich oder leicht sauer sind. In der Alpenregion findet man sie bis zu 1700 Meter Höhe bevorzugt an Wegrändern, Weiden, Gebüschen und Wäldern. Die Hagebuttenfrucht entwickelt sich aus den rosafarbenen Blüten, welche schon Hippokrates (460 bis 370 v. Chr.), Vater der Abendländischen Medizin, sehr schätzte und sie bei Entzündungen einsetzte, da die Heckenrose neben Magnesium, Selen, Calcium, Kieselsäure, Kupfer, Eisen auch Gerbstoffe, Flavonoide, ätherische Öle, sowie die Vitamine B_1, B_2, B_3, E auch einen hohen Gehalt an Vitamin C besitzt.

Stärkt die Nebennieren

Sie wirkt krampflösend und schmerzlindernd, hat eine positive Anregung auf den Knochenstoffwechsel, regt die Nebennieren an und verbessert so den körpereigenen Cortisolspiegel. Bei Erkrankungen des Bewegungsapparates wie Rheuma und Gelenkarthrose kann die Heckenrose mit großem Erfolg eingesetzt werden, da sie in der Lage ist, chronische Entzündungen an den serösen Häuten abzubauen und Knorpel aufzubauen. So kann sie aber auch bei chronischen Infektionen des Bronchialsystems als auch des Hals-Nasen-Ohren-Bereiches eingesetzt werden wie auch bei Herpes, Furunkel, Ekzemen oder Warzen an der Haut. Bemerkenswerterweise ist die Heckenrose eines unserer wichtigsten Mittel bei der Behandlung der Schilddrüsenadenome mit ausgeglichenen Blutwerten (Euthyreotes Schilddrüsenadenom). Hier sollten Sie sich jedoch in die Betreuung eines Fachmannes begeben.

Fallbeispiel: **Kniegelenksarthrose dritten Grades**

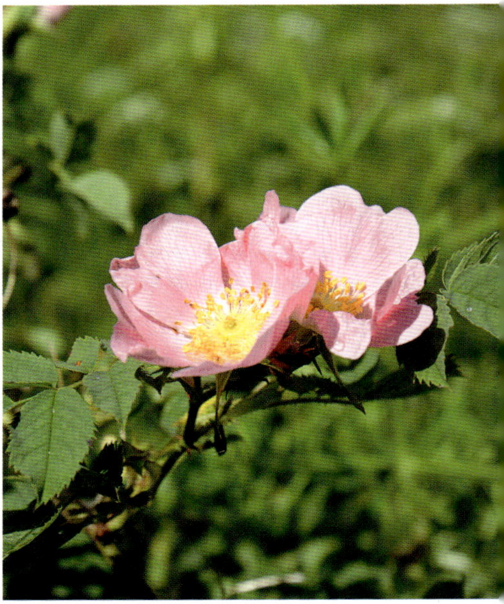

Nun ein Fall aus meiner Praxis: Heiner, ein 67-jähriger Rentner, leidet seit vielen Jahren unter einer zunehmenden Beschwerdeproblematik seines rechten Kniegelenkes. Der Orthopäde spricht von einer Kniegelenksarthrose Grad 3. Die Gehstrecke, welche Heiner schmerzfrei zurücklegen kann, beträgt weniger als 1000 Meter. Dann bekommt er starke Schmerzen im rechten Kniegelenk und die Wadenmuskulatur verkrampft sich. Nachts kann er dann vor starken Schmerzen fast nicht schlafen. Er nimmt die vom Arzt verordneten Schmerzmittel ein. Doch diese verträgt er nicht am Magen. Gerne genießt Heiner Saunabesuche, da ihm die Wärme sehr gut tut.

Ich gebe ihm anfangs dreimal täglich vor dem Essen 40 Tropfen Rosa canina, das Heckenrosenmazerat und zusätzlich die Nr. 7 Magnesium phosphoricum D6 mit fünf mal fünf Tabletten über den Tag verteilt, um die Muskulatur zu entkrampfen. Nach sechs Wochen berichtet mir Heiner, dass er schon wesentlich weiter (ca. 2000 Meter) schmerzfrei gehen und nachts fast schmerzfrei durchschlafen kann. Die Schmerzmittel benötigt er nur noch ganz selten. Ich reduziere die Dosis von Rosa canina auf zweimal 40 Tropfen täglich, die Magnesiumeinnahme bleibt unverändert. Sechs Wochen später strahlt Heiner mich beim Konsultationstermin an, denn er kann mittlerweile zwei Stunden beschwerdefrei im Garten arbeiten. Nach einem halben Jahr Behandlungszeit kann Heiner wieder Wanderungen bis zu zehn Kilometer beschwerdefrei durchführen. Wenn er übertreibt, dann meldet sich das Knie wieder. Aber Heiner benötigt keine Schmerztabletten mehr und ist zufrieden.

Himbeere und Hagebutte – ein synergistischer Effekt

Schon in mittelalterlichen Werken finden sich Hinweise, dass Himbeere und Heckenrose zusammen einen synergistischen Effekt auslösen können, vornehmlich wenn es sich um Regelbeschwerden handelt. Abwechslungsweise eine Woche Himbeere und eine Woche Heckenrose mit täglich zweimal 40 bis 50 Tropfen hat oftmals dazu verholfen, hartnäckige Fälle zu knacken. Ein Tipp für werdende Mütter: Zwei Monate vor dem geplanten Geburtstermin sollte das Himbeersprossenmazerat mit zweimal 40 bis 50 Tropfen täglich, am besten morgens und nachmittags eingenommen werden und die Geburt verläuft wesentlich sanfter.

Preiselbeere
(Vaccinium vitis-idaea)

Wenden wir uns nun der Preiselbeere *(Vaccinium vitis-idaea)* zu. Sie gehört in die Familie der Heidekrautgewächse *(Ericaceae)* und ist auf der Nordhalbkugel in Europa, Asien und Nordamerika weit verbreitet. Der immergrüne, kriechende Zwergstrauch erreicht eine Wuchshöhe von 40 Zentimetern und bringt im August scharlachrote leicht säuerlich schmeckenden Beeren hervor, welche sehr vitaminreich sind. Man bereitet aus den Beeren eine leckere Marmelade und reicht diese bevorzugt zu Wildgerichten. Schon die Indianer Nordamerikas schätzten die Preiselbeere gerade bei Entzündungen jedweder Art. Neben Vitamin C und E ist das Preiselbeerenmazerat reich an Enzymen, Salicylaten, Gerbstoffen, Proanthocyanidinen, Phenolcarbonsäuren, Flavonoiden, Triterpenen, Calcium, Mangan, Magnesium, Eisen, Kalium, Kupfer sowie organischen Säuren (Apfel-, Essig- und Zitronensäure).

Auch in der Preiselbeere finden wir eine das weibliche Hormonsystem regulierende Pflanze, doch im Vergleich zur Himbeere ist die Preiselbeere bevorzugt für die zweite Lebenshälfte der Frau prädestiniert. Aufgrund der Inhaltsstoffe hat das Preiselbeerenmazerat ein sehr breites Spektrum, welches genauso bei Entzündungen im Urogenitaltrakt als auch im Magen-Darm-Trakt (Leaky-Gut-Syndrom) eingesetzt werden kann.

Hilfreich bei Durchfällen

Bevorzugt bei Durchfällen reguliert es die Darmflora und hilft rasch, auch Verstopfungen zu beseitigen. Es ist ein Mittel,

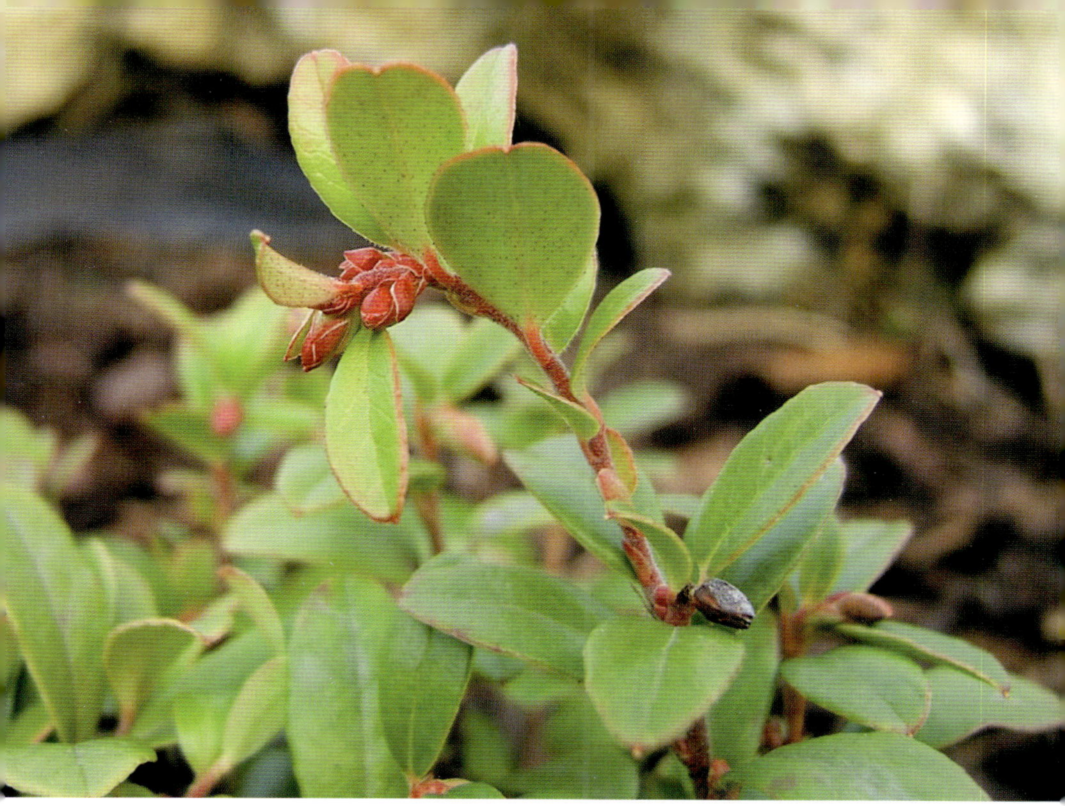

welches als Drainagemittel gerade für das Bindegewebe sich einen hervorragenden Ruf erarbeitet hat, da es überschüssige Säuren ausleitet und damit einem wiederkehrenden Entzündungsprozess vorbeugt. Darüber hinaus wirkt es einem Alterungsprozess der Zellen aufgrund seiner antioxidativen Inhaltsstoffe entgegen. Daher besitzt es auch im Knochenstoffwechsel eine positive Wirkkraft.

80 Prozent unserer Immunabwehr sitzt im Darm. Somit ist folglich auch bei Überreaktionen unseres Immunsystems (beispielsweise bei einer Allergie) mit der Preiselbeere eine Verbesserung zu erzielen. Vaccinium vitis-idaea kann zusammen mit Vitamin D zur Vorbeugung und Behandlung einer Osteoporose (Knochenschwund) bevorzugt eingesetzt werden.

Fallbeispiel: **Chronische Blasenentzündung**

Heiderose leidet seit nahezu 20 Jahren an immer wiederkehrenden Blasenentzündungen und vor nahezu zwei Jahren hat man bei ihr eine Dickdarmentzündung (Colitis ulcerosa) diagnostiziert, welche mit sehr schmerzhaften blutenden Schleimhauterscheinungen einher geht.

Als Gärtnermeisterin arbeitet sie mit ihren 58 Jahren im eigenen Blumengeschäft oft 60 bis 70 Stunden die Woche. Bei der Betrachtung fällt mir ein rotes Gesicht bei der Patientin auf und ihre Zunge hatte einen weißgelben Belag. Ich messe ihr den Blutdruck, welcher bei 140/90 mm Hg im oberen Normbereich liegt. Meine Therapieempfehlung war zum Einen das Schüßler-Salz Nr. 9 Natrium phosphoricum D6 mit dreimal einer Tablette vor dem Essen, welches in der Lage ist Säuren in Lösung zu halten und auszuscheiden. Darüber hinaus kann es entzündete Darmschleimhäute zum Abheilen bringen. Zum anderen bekam sie das Gemmomittel Vaccinium vitisidaea mit anfangs dreimal 30 bis 40 Tropfen morgens, mittags und nachmittags in Wasser verordnet.

Schon nach drei bis vier Wochen hatte die Patientin weniger Beschwerden und nach einem Vierteljahr keine Blasenentzündungen mehr gehabt. Ich wechsle auf Natrium phosphoricum D12 zweimal täglich eine Tablette und reduziere das Preiselbeerenmazerat auf zweimal 40 bis 50 Tropfen in Wasser morgens und nachmittags. Nach einem halben Jahr hatte die Patientin keine Beschwerden mehr. Sie war sehr glücklich über den Verlauf. Falls sie wieder Beschwerden bekommen sollte, so weiß sie, was ihr helfen wird. Übrigens: Ihr Gesicht war nicht mehr so rot, die Zunge zeigte keinen Belag mehr und der Blutdruck lag mittlerweile bei 120/75 mm Hg völlig im Normbereich.

Heidelbeere
(Vaccinium myrtillus)

Ebenso wie die Preiselbeere gehört auch die Heidelbeere *(Vaccinium myrtillus)* zu den Heidekrautgewächsen *(Ericaceae)*. Der sommergrüne Heidelbeerstrauch wird maximal 50 Zentimeter hoch, ist im nordischen Europa und Asien von der Ebene bis ins Gebirge weit verbreitet und bevorzugt siliciumreiche, meist saure nährstoffarme Böden. Manche Exemplare können bis zu 40 Jahre alt werden und seine Wurzeln reichen oft bis zu einem Meter in den Boden. In der Mystik wird in einigen Bereichen Europas erzählt, dass unter dem Heidelbeerstrauch die menschenscheuen Zwerge wohnten. Im zweiten Weltkrieg machten die Piloten der Royal Air Force eine erstaunliche Erfahrung. Nachdem sie größere Mengen Heidelbeeren gegessen hatten konnten sie beim Nachtflug wesentlich besser sehen. Heute weiß

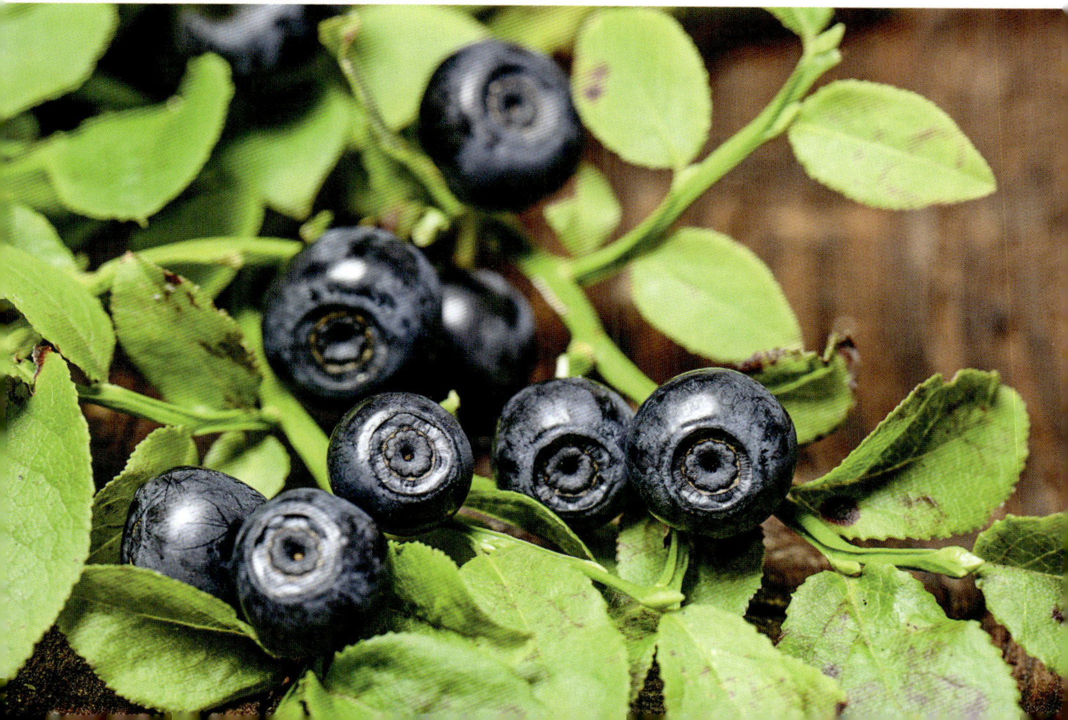

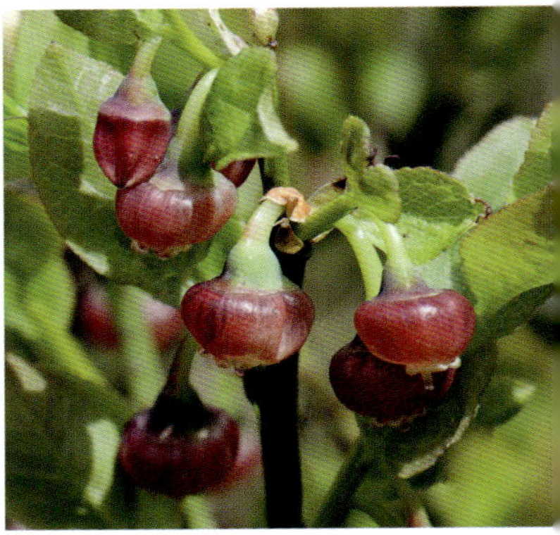

man, dass der hohe Anthocyananteil in der Heidelbeere dafür verantwortlich ist.

Schon Römer und Gallier liebten die lecker schmeckenden blauvioletten Beeren des Heidelbeerstrauches und färbten damit die Kleider ihrer Sklaven. Neben Phenolcarbonsäuren, Enzymen, Anthocyanen, Gerbstoffen, Resveratrol, Phytosterol, enthält das Heidelbeerenmazerat Vitamin B_1, B_2, B_3, C und die Elemente Silicea, Magnesium, Kupfer, Mangan, Eisen, Zink. Entsprechend dieser starken Antioxidantien verbessert die Heidelbeere das Durchbluten großer und kleiner Gefäße, schützt die Magen-Darm-Schleimhaut und senkt obendrein noch den Blutzucker. Kurzum die Heidelbeere stärkt das Auge und hilft bei gefäßbedingten Krankheiten und beugt dem grauen (Katarakt senilis) und grünem Star (Glaukom) vor.

Sie verbessert die Mikrozirkulation im Gehirn und auch in den feinsten Gefäßendigungen in Fingern und Zehen. Mitunter kann es bei manchen Patienten, welche unter Durchblutungsstörungen leiden, bei Kälte in den Fingern zu einem Gefäßkrampf (Spasmus) kommen was die Finger ganz blass erscheinen lässt (Raynaud-Syndrom). Auch hier kann die Heidelbeere helfen. Das Heidelbeerenmazerat optimiert die Darmflora, stärkt unser Immunsystem und wirkt Gär- und Fäulnisprozessen im Darm entgegen, lässt infektiöse Durchfallerkrankungen abheilen und verbessert gerade beim älteren Menschen den Zellstoffwechsel und im Besonderen den Zuckerhaushalt, so dass einer Zuckerkrankheit vorgebeugt wird oder bei einer bestehenden ihre Folgen gemindert werden.

Fallbeispiel: **Blutzuckerstörungen und Schwindel**

Auch dazu ein Fallbeispiel aus meiner Praxis: Die 66-jährige Henriette war schon seit fünf Jahren nicht mehr im Schuldienst, weil sie immer wieder unter starken Schwindelattacken litt. In den letzten zwei Jahren stellte ihr Hausarzt einen pathologischen Zuckertoleranztest fest.

Bei diesem Test trinkt der Patient eine bestimmte Zuckerlösung und man misst seinen Blutzuckerspiegel nach einer und nach zwei Stunden. Der Wert nach zwei Stunden sollte unter 140 mg/dl liegen. Bei Henriette lag dieser jedoch bei 164 mg/dl. Der besorgte Hausarzt analysierte noch den Langzeitblutzuckerwert HbA1c, welcher bei 5,5 %, also deutlich unter der Toleranzgrenze von 6 % lag. Was sagt dieser HbA1c-Wert aus? Er besagt, dass in unserem Fall 5,5 % der Hämoglobinmoleküle, das sind die Moleküle des roten Blutfarbstoffes „verzuckert" sind.

Beim Diabetiker, der gut mit oralen Zuckermedikamenten oder Insulin eingestellt ist, sollte der Zielwert des HbA1c-Wertes zwischen 6,5 und 7,5 liegen. In unserem Fall hat die Bauchspeicheldrüse eine gewisse Schwäche. Frühzeitig erkannt, können wir hier gegensteuern.

Aufgrund des Schwindels und der Bauchspeicheldrüsenschwäche empfahl ich der Patientin dreimal täglich 30 bis 40 Tropfen Vaccinium myrtillus, also das Heidelbeerenmazerat, vor dem Essen einzunehmen. Nach sechs Wochen erscheint die Patientin erneut in der Praxis und berichtet, dass der Schwindel deutlich zurückgegangen sei. Ich empfehle ihr für die nächsten sechs Wochen nur noch zweimal täglich Vaccinium myrtillus 30 Tropfen vor dem Essen einzunehmen.

Ein erneuter Bericht am Fernsprecher klang vielversprechend. Nur noch beim Wetterwechsel habe sie eine Schwindelattacke. Kürzlich machte der Hausarzt nochmals einen Zuckertoleranztest, dabei lag der Zwei-Stundenwert bei 126 mg/dl. Henriette war begeistert. Das belegt, dass mit dem Gemmomittel rechtzeitig begonnen, großer Schaden abgewendet werden kann im Sinne einer wahren Prävention.

Weinrebe
(Vitis vinifera)

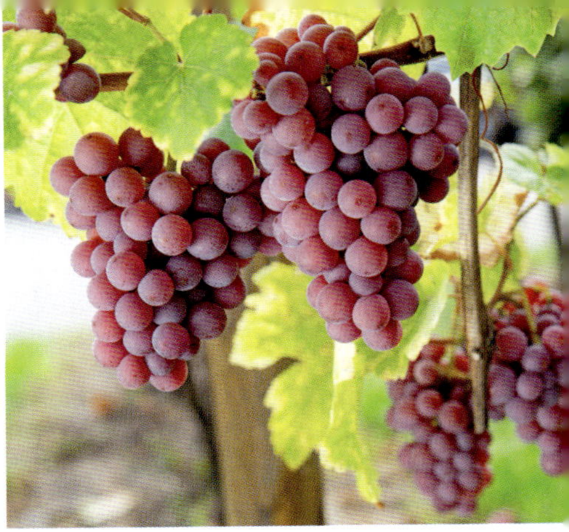

Mit über 2000 unterschiedlichen Sorten zählt die Weinrebe *(Vitis vinifera)* zu den wichtigsten Obstpflanzen der Welt. Der aus den Beeren hergestellte Wein wird oft als „Blut der Götter“ oder „Blut der Erde“ bezeichnet. Auf Grabfresken im alten Ägypten finden sich schon Hinweise auf Weinanbau und Kelterei. Hippokrates setzte den Wein vor allem als Kräftigungsmittel bei Herz-Kreislauf-Störungen und bei Darmverstimmung ein. Schon vor 7000 Jahren, so vermuten Wissenschaftler, hat man in Palästina, Syrien und der Ägäis aus den wilden die edle Weinrebe gezüchtet.

In der griechischen Mythologie war der ausgelassene Gott Dionysos der Gott des Weines. Der sommergrüne Kletterstrauch kann bis 30 Meter hoch werden, ein Alter von 150 Jahren erreichen und gehört der Familie der Weinrebengewächse *(Vitaceae)* an. Neben Flavonoiden, Gerbstoffen, Polyphenolen, Fumarsäure, Enzymen, den Aminosäuren Arginin und Lysin enthält das Vitis vinifera-Mazerat die Vitamine B_1, B_2, B_3, B_5, C, Biotin (= Vitamin H) sowie die Mineralien Silicea, Calcium, Magnesium, Eisen, Lithium, Selen und Bor.

Bei Gelenkbeschwerden, Depressionen und Gewebewucherungen

Gerade chronische oder wiederkehrende Entzündungen vornehmlich im Magen-Darm-Trakt klingen unter dem Weinrebenmazerat ab. Aufgrund der Inhaltsstoffe sehr geeignet für die Therapie von Rheuma und Gelenkserkrankungen sowie überschießenden Gewebsreaktionen (Wucherungen und Warzen) bevorzugt als Schutz vor Leberkrebs. Es normalisiert wie das Olivenmazerat die Blutfettwerte, entstaut den Beckenbereich und regt den Lymphabfluss an. Gerade in der Frauenheilkunde wird es bei Gebärmuttermyomen und Eierstockzysten erfolgreich eingesetzt und kann dazu beitragen, dass eine zu starke Mensesblutung abgeschwächt wird. Das Weinrebengemmomittel hat eine stimmungsaufhellende Wirkung und kann deshalb bei Depressionen versuchsweise probiert werden.

Fallbeispiel: **Warzen**

Max litt seit seinem 13. Lebensjahr immer wieder unter Warzen. Diese wurden beim Chirurgen regelmäßig entfernt. Mittlerweile ist Max 17 Jahre alt. Seit einem halben Jahr beobachtet er an drei Fingern seiner rechten Hand erneut Warzen, welche bei Berührung schmerzen. Und seit knapp zwei Wochen leidet er unter blutenden Hämorrhoiden. Mit diesem Beschwerdebild kommt er zu mir in die Sprechstunde. Am Afterbereich zeigen sich die geschwollenen Hämorrhoidalknoten wie fünf große Trauben. Die Assoziation zum Weinrebengemmotherapeutikum lag nahe und so verordnete ich ihm das Mittel anfangs viermal täglich 20 bis 25 Tropfen vor dem Essen. Schon nach drei Tagen kam die Rückmeldung, dass die Hämorrhoidalknoten rasch abgeschwollen seien. Sie schmerzen nur noch ein wenig bei der morgendlichen Stuhlentleerung. Nach einer Woche war der Hämorrhoidalspuk für Max vorbei. Und nach sechs Wochen bemerkte er ein Kleinerwerden der Warzen. Ich gab das Mittel nur noch zweimal täglich mit 20 Tropfen weiter. Als ich dem Patienten Monate später zufällig auf dem Markt begegnet bin, strahlte er mich an und dankte für den wunderbaren Heilungsverlauf. Die Warzen waren diesmal ohne chirurgische Intervention restlos verschwunden.

Silberlinde
(Tilia tomentosa)

Die Silberlinde *(Tilia tomentosa)* gehört zur Familie der Malvengewächse (Malvaceae) und findet sich seit Beginn des 19. Jahrhunderts in Europa in unseren Park-, Garten- und Alleenlandschaften. Der aus Kleinasien und Südosteuropa stammende Baum kann eine Höhe von 30 Metern erreichen und 1000 Jahre alt werden. Im Juli riechen die Blüten sehr intensiv, leicht süßlich und locken viele Insekten an. Die Silberlinde bekam ihren Namen wegen des auf der Blattunterseite weißlichen Flaumes der herzförmigen Blätter. Früher stand auf jedem Dorfplatz eine Linde unter der die Bewohner ausgelassen tanzten und feierten.

Schon seit altersher bereitete man sich bei grippalen Infekten einen Tee aus den Lindenblüten als schweißtreibendes Fiebermittel. Auch dienten die Blüten zur Blutreinigung. Das Silberlindenknospenmazerat ist reich an Anthocyanen, Cumarinen (Fraxin), Schleimstoffen, Flavonoiden, ätherischen Ölen, β-Carotin, Gerbstoffen, sowie den Vitaminen B_1, B_2 und C.

Der Gemmoextrakt aus den Silberlindenknospen hat eine nervenstärkende und Angst lösende Eigenschaft. Daher ist es ein wichtiges Mittel auch in der Kinderheilkunde. Gerade bei Kindern mit Ein- und Durchschlafstörungen, welche bei Tag sehr aufgedreht oder gar überaktiv sind, findet unter der Anwendung des Gemmomittels rasch eine Besserung ihres Zustandes statt.

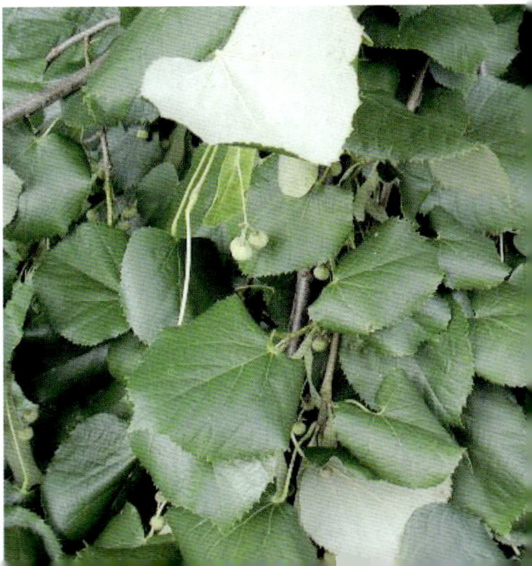

Aber auch bei ADS (Aufmerksamkeitsdefizitsyndrom) oder ADHS (Aufmerksamkeitsdefizithyperaktivitätssyndrom) kann mit großem Erfolg die Silberlinde eingesetzt werden.

Wechselwirkungen mit chemischen Präparaten sind nicht zu befürchten. Aber auch beim Erwachsenen bei allen Arten von Schlafstörungen verbessert das Tilia tomentosa Gemmomittel die Schlafqualität und vermindert nachts die Wachphasen. Gerade berufstätige Frauen neigen immer mehr zu unbestimmter Trauer, Sorgen, Melancholie oder Nervosität. In all den Fällen kann das Silberlindengemmopräparat mit anfangs bis zu sechsmal 25 bis 30 Tropfen täglich angewendet werden. Tritt eine Besserung ein, so werden die Abstände größer und die Gabenhäufigkeit reduziert. Unter dem Mittel lösen sich unspezifische Verspannungen und es kann daher auch bei Verspannungen der Muskulatur oder bei Bauchkrämpfen eingesetzt werden.

Fallbeispiel: **Seit 40 Jahren Schlafstörungen**

Helene ist 82 Jahre alt und leidet seit nahezu 40 Jahren unter Schlafstörungen. Als sie vor einem halben Jahr erstmalig zu mir in die Sprechstunde kam, bat sie mich um einen Vorschlag. Ich zögerte nicht lange und verordnete ihr das Schüßler-Salz Nr. 7 Magnesium phosphoricum D6 mit fünf mal fünf Tabletten über den Tag und viermal das Gemmomittel Tilia tomentosa mit 40 Tropfen in Wasser. Nach drei Wochen telefonischer Bericht. Hat schon bis zu fünf Stunden am Stück durchschlafen können. Nach sechs Wochen kommt Helene in Begleitung ihres 24-jährigen Enkels in die Sprechstunde und bat mich, ihm wegen seiner Bauchkrämpfe zu helfen. Sie schläft mittlerweile hervorragend. Nur bei Aufregung am Tag sei der Schlaf nachts wieder schlechter. Aber ansonsten war die Dame hell begeistert von der Kombitherapie aus Schüßler-Salz Nr. 7 und der Silberlinde. Nachbeobachtung sechs Monate. Der Schlaf bei Helene ist weiterhin gut.

Feigenbaum
(Ficus carica)

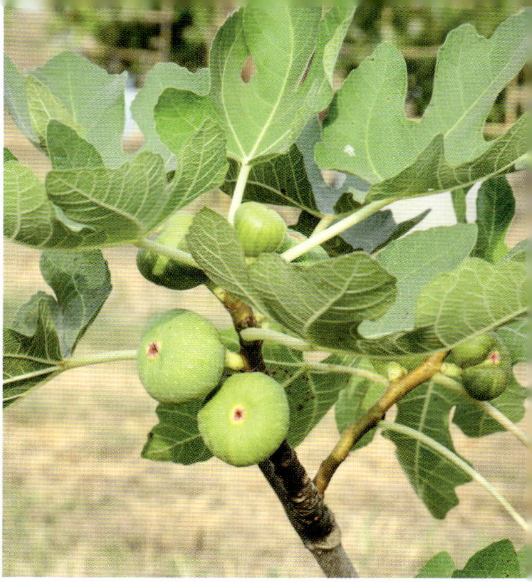

Das Feigenblatt diente dazu bei Adam und Eva ihre Blöße zu bedecken. Das Wort „teenah" heißt im Hebräischen sowohl Verlangen als auch Feige. Im alten Griechenland stärkten sich die Athleten mit Feigenfrüchten vor einem Wettkampf und seine Erleuchtung erhielt Buddha unter einem Feigenbaum. Spirituelles, Göttliches und Sinnliches vereinen sich schon seit Menschengedenken mit dem Feigenbaum, der lateinisch den Namen *Ficus carica* trägt und botanisch zu den Maulbeergewächsen *(Moraceae)* gehört.

Als Feigenknospenmazerat kann er sowohl bei psychosomatischen Störungen als auch bei Zwangs- und Angstneurosen erfolgreich angewendet werden wie auch bei Erkrankungen des Magen-Darm-Traktes. Entzündungen der Schleimhaut des Magens klingen genauso rasch unter seiner Anwendung ab als auch Geschwüre im Magen oder im angrenzenden Zwölffingerdarm. Schmerzen und Krämpfe im gesamten Bauchbereich lassen sich damit hervorragend kurieren.

Beheimatet war der echte Feigenbaum wohl auf Karien, daher der Beiname „carica", ein kleines Gebiet im Südwesten Kleinasiens, das heute in dem Gebiet der Türkei liegt. Man vermutet, dass der Feigenbaum zu den ersten vom Menschen domestizierten Pflanzen überhaupt gehört. Der echte Feigenbaum hat große ledrige, hand- und fingerförmig gelappte Blätter und erreicht eine Wuchshöhe von 10 Metern. Neben Cumarinen, ätherischen Ölen, Polysacchariden und Vitamin C enthält das Knospenmazerat auch Gerbstoffe, Calcium, Eisen sowie das Enzym Ficin, eine Protease, welche Eiweiß abbauen kann. Enzyme sind Biokatalysatoren, ohne die Leben, vornehmlich menschliches Leben, nicht möglich ist. Enzyme haben eine hohe Heilkraft und werden heute in den verschiedensten medizinischen Bereichen innerlich als Tabletten und äußerlich als Pflaster (bei Wunden) eingesetzt.

Der älteste belegte Fall einer Enzymbehandlung mit Hilfe von Pflanzenenzymen der Feige finden wir in der Bibel an zwei Stellen: Jesaja Kapitel 38 und im 2. Buch der Könige, Kapitel 20, heißt es: Als König Hiskia in jenen Tagen auf den Tod erkrankte, begab sich der Prophet Jesaja zu ihm und sagte zu ihm: „So hat der Herr gesprochen, bestelle Dein Haus, denn Du musst sterben und wirst nicht wieder gesund werden.“ König Hiskia litt an einem Krebsgeschwür. Unter Tränen bat er Gott um seine Heilung. Der Herr erhörte ihn und beschloss ihn durch Jesaja retten zu lassen. Der Prophet vernahm die göttliche Eingebung. Darauf sagte Jesaja: „Bringt ein Feigenpflaster her!“ Da holten sie ein solches und legten es auf das Geschwür und er wurde wieder gesund. Der König lebte noch weitere 15 Jahre.

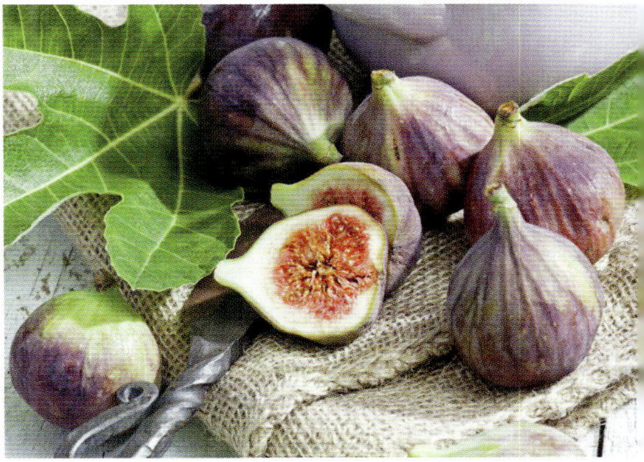

Aufgrund seiner Inhaltsstoffe hat das Gemmomazerat des Feigenbaumes eine beruhigende und ausgleichende Wirkung auf das autonome, also das nicht willentlich beeinflussbare Nervensystem via Hypothalamus-Hypophysen-Nebennierenrinden-Achse (so genannte „Stressachse“) und hilft, vegetativen Entgleisungen entgegenzuwirken. Es ist daher sehr hilfreich bei psychischen Traumata und hat eine schützende und regulierende Eigenschaft auf die Schleimhäute des Verdauungstraktes. Im akuten Zustand nimmt man bis zu viermal 2 ml, das sind viermal 40 bis 50 Tropfen vor dem Essen ein. Bitte nicht nach 18 Uhr anwenden, da das Mazerat Vitamin C enthält, welches unter Umständen eine anregende Wirkung zeigt und das Einschlafen verzögert. Im weiteren Verlauf geht man auf 2 × 2 ml oder zweimal 40 bis 50 Tropfen zurück. Manchmal sind monatelange Einnahmen sehr mit Erfolg gekrönt, denn chronische Traumata, welche mitunter Jahrzehnte andauern, können nicht in zwei bis drei Wochen geheilt werden.

Fallbeispiel: **Chronische Magenschmerzen**

Der 24-jährige Musikstudent Jaisson steht wie er selber sagt „ständig unter Strom". Seit seinem 13. Lebensjahr leidet er regelmäßig unter Magenschmerzen und bisher hat man schon dreimal in seinen Magen geschaut (Gastroskopie), aber außer einer Schleimhautreizung nichts Schlimmes gefunden.

Auffallend an ihm ist ein ausgeprägt stinkender Mundgeruch, Stuhlentleerungen nur alle zwei bis drei Tage und eine Stelle rechts neben dem Bauchnabel, die sich immer wieder entzündet und nicht abheilen will. Diese entzündete Stelle hat er mindestens schon seit drei bis vier Jahren. Bisherige Mittel wie Magensäurehemmer und Entzündungstabletten brachten keine dauerhafte Besserung. Auch die vom Hautarzt verordneten cortisonhaltigen Salben brachten die Hautirritation am Bauch nicht zum Abheilen.

So kommt er eines Tages in Begleitung seiner Freundin zu mir in die Ordination mit der Bitte eine ganzheitliche Behandlung zu erhalten. All die berichteten Symptome sprachen für die Anwendung des Feigenknospenmazerat mit 2 × 2 ml täglich und dem Schüßler-Salz Nr. 5 Kalium phosphoricum D6. Ich wählte gerade dieses Schüßler-Salz, weil es sich darin auszeichnet, den Geist zu beruhigen und einen stinkenden Mundgeruch zu beseitigen. Anfangs gab ich das Mittel mit sechsmal täglich einer Tablette, später dreimal ein Tablette für den Zeitraum von sechs Wochen.

Interessanterweise war die Stelle neben dem Bauchnabel identisch mit dem Akupunkturpunkt Magen 25. Dieser Punkt steht in der Traditionellen Chinesischen Medizin (TCM) zur Verbesserung eines Energiestaues im Dickdarm und vertreibt Hitze (= Entzündung) aus Magen und Dickdarm. Er beruhigt den Geist und beseitigt Parasiten. Bei Frauen reguliert er auch die Menstruation. Ist das denn nicht hoch interessant? Der Patient hat gerade an solch einem Akupunkturpunkt eine Ausleitungsstelle über die Haut, nämlich ein chronisch-entzündliches Hautareal ähnlich eines Geschwürs. Dieses Areal wird, solange sich im Magen-Darm-Trakt keine Harmonie einstellt, nicht abheilen. Und die Heilung erfolgt nach den Regeln der Heilgesetze sowieso von innen nach außen.

Der Bericht nach sechs Wochen von Jaisson war famos. Kein Mundgeruch mehr, regelmäßige tägliche Stuhlentleerung, keine Magenschmerzen mehr und die Psyche so gut wie seit Jahren

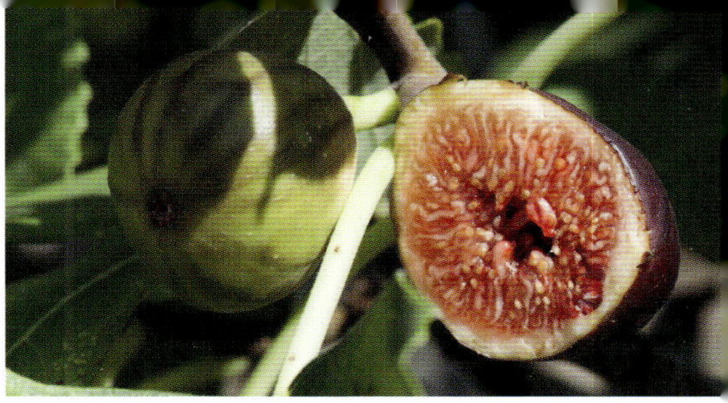

nicht. Er fühlt sich in seiner Mitte. Interessanterweise hat sich die Stelle rechts neben dem Bauchnabel etwas verändert. Es sondert ab und an ein Sekret ab. Für mich ein Reinigungsprozess, gemäß der Heilregel nach Dr. med. Constantin Hering (1800 – 1880): Von oben nach unten, von innen nach außen und in umgekehrter Reihenfolge des in Erscheinung Tretens der Symptome.

Das Feigenknospenmazerat wird unverändert weiter gegeben und das Schüßler-Salz Nr. 5 Kalium phosphoricum von D 6 auf D 12 geändert mit der Dosierung: zweimal täglich einer Tablette vor dem Essen gelutscht.

Der Folgebericht kommt weitere sechs Wochen später. Haut restlos abgeheilt und die übrigen Symptome blieben verschwunden. Sein Geistes- und Gemütszustand war weiterhin gut. Seine Freundin bedankte sich, nun einen ausgeglichenen Partner zu haben. Nachbetrachtung nach einem halben Jahr: Alles stabil und im Studium kommt er sehr gut voran.

Wacholder
(Juniperus communis)

Wie der Mammutbaum gehört auch der Wacholder, lat. *Juniperus communis*, zu den Zypressengewächse *(Cupressaceae)*. Der bis zu 18,5 Meter hohe „Gewöhnliche Wacholder" ist das weltweit am weitesten verbreitete Nadelgehölz und kann bis zu 1000 Jahre alt werden. Im Mittelalter gehörte er zu den wichtigsten Heilpflanzen und man nutzte ihn nicht nur zum Räuchern von Fleisch und Krankenhäusern. So hat das Mazerat eine stark stoffwechselanregende und entgiftende Wirkung, speziell auf die Leber. Neben ätherischen Ölen, Flavonoiden, Harzen, Gerbstoffen, Proanthocyanidinen, Vitaminen B_1, B_2, B_3, C und Enzymen enthält es viele Mineralien wie Eisen, Magnesium, Calcium, Kalium, Kieselsäure. Es stärkt die Organe Leber, Nieren und Milz in ihrer Funktion, hat entzündungshemmende Eigenschaften, vornehmlich auch bei rheumatischen Beschwerden,

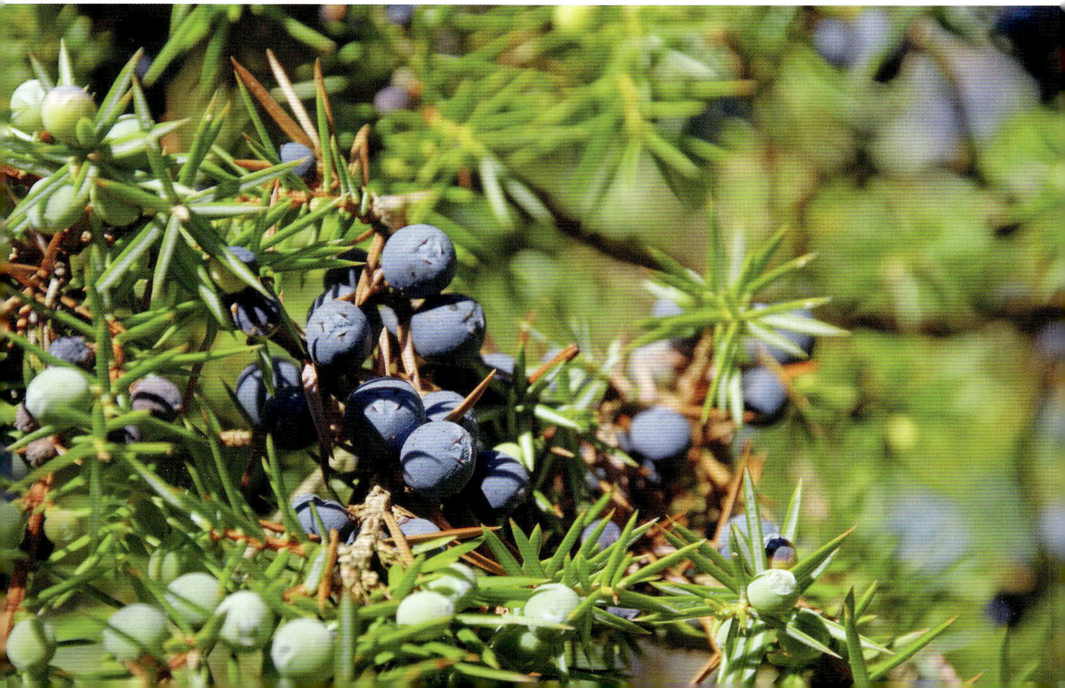

verstärkt die Ausscheidung der Harnsäure, verbessert die diabetische Stoffwechsellage und lässt alte Geschwüre rasch abheilen. Es gilt auch als wichtiges Mittel bei Allergien und Leberzirrhose. Hier noch ein Warnhinweis: Bitte nicht bei Schwangerschaft und Stillzeit anwenden!

Fallbeispiel: **Unterschenkelgeschwür**

Berta ist eine 93-jährige Rentnerin mit einem Unterschenkelgeschwür (Ulcus cruris) am rechten Bein. Ihre Leberwerte sind seit Jahren leicht erhöht und der Langzeitzuckerwert HbA1c liegt bei 6,5 %. Dieser Wert ist ein wichtiger Laborwert für Diabetiker. Er erlaubt einen Rückschluss auf die Blutzuckereinstellung der letzten sechs bis acht Wochen. Beim Gesunden liegt er bei 5 %, d. h. 5 % Prozent der roten Blutfarbstoffmoleküle sind „verzuckert". Ab 6 % spricht man von einer diabetischen Stoffwechselbelastung und der Patient sollte bei einem Diabetes darauf achten, dass seine Werte deutlich unter 7 % liegen.

In diesem Fall empfahl ich den Wacholder als Gemmoheilmittel mit 2 × 2 ml, das sind zweimal 40 bis 50 Tropfen vor dem Essen eingenommen und das Schüßler-Salz Nr. 10 Natrium sulfuricum D 6 mit dreimal täglich einer Tablette vor dem Essen gelutscht. Lokal sollten Honigauflagen gemacht werden.

Nach sechs Wochen hatte sich das Geschwür auf die Hälfte seiner Größe verkleinert. Die Behandlung wurde für weitere sechs Wochen so unverändert fortgeführt. Als ich Berta wieder sehe, strahlte sie über das ganze Gesicht und sagte verschmitzt: „Auf dem Geschwür hat sich ein Wundschorf gebildet. Es tut nichts mehr weh!" Ihr letzter HbA1c-Wert lag bei der Messung bei 6,2 und die Leberwerte sind durch die Bank besser geworden. Sie war mit meiner Therapie sehr zufrieden. Das potenzierte Glaubersalz, die Nr. 10 bei Schüßler, konnte wieder zeigen, dass es in der Lage ist, chronisch reduzierte Stoffwechselprozesse wieder in Gang zu setzen und in der Gemeinschaft mit dem Gemmopräparat Wacholder auf ganzer Länge punkten.

Rosmarin
(Rosmarinus officinalis)

Der Rosmarin *(Rosmarinus officinalis)* gehört zur Familie der Lippenblütler *(Lamiaceae)* und ist ein bis zu 2 Meter hoch werdender immergrüner Halbstrauch. Ursprünglich war er im westlichen und zentralen Mittelmeerraum beheimatet. Reich an ätherischen Ölen, Flavonoiden, β-Sitosterol, Gerbstoffen, Harzen, Polyphenolen, Bitterstoffen, Saponinen, Salicylaten, Kaffeesäure, Enzymen, den Vitaminen B_1, B_2, B_3, C beinhaltet das Knospenmazerat des Rosmarin noch Mineralien wie Magnesium, Selen, Eisen, Kupfer, Kieselsäure und Calcium. Seine Wirkung als Antioxidans gegen freie Radikale, welche unsere Zellwände schädigen, ist bemerkenswert.

In der Antike galt er als heilige Pflanze, die den Menschen von Aphrodite geschenkt wurde. Schon im Frühmittelalter setzte man den Rosmarin bei Beschwerden ein, welche infolge Schwäche aufgetreten sind und lobte ihn besonders als Verjüngungsmittel und gegen Ansteckung. Aber auch in der Mythologie Europas findet sich der Rosmarin wieder. Beispielsweise heißt es in Belgien, dass die Kinder nicht vom Storch gebracht werden, sondern man sie aus einem Rosmarinstrauch holt. Seit jeher schreibt man dem Rosmarin eine Gedächtnis stärkende Eigenschaft zu. Griechische Studenten verbrennen daher in kleinen Messinggefäßen getrocknete Rosmarinzweige während des Lernens. Es wurde nach Inhalieren des Rauches auch schon von stimmungsaufhellenden und leicht euphorischen Effekten berichtet. In unserer Küche verwenden wir den Rosmarin als Gewürz für die Zubereitung von Fleisch- und Gemüsegerichten.

Neben einer leberzellschützenden Eigenschaft regt das Rosmarinknospenmazerat die Leberzellregeneration und Leberzellteilung an, aktiviert die Galleproduktion und Galleausscheidung und kann sogar Gallensteine mit der Zeit auflösen. Es fördert den Blutumfluss und hemmt das Verkleben der Blutplättchen. Darüber hinaus regt es Nebennieren, Schilddrüse und Geschlechtsdrüsen an und hat somit einen allgemein vitalisierenden Effekt, vornehmlich bei Impotenz und Frigidität. Gerade bei kalten Händen und Füßen als auch bei niedrigem Blutdruck sehr bewährt. Stichwort: Unterfunktionen. Es gilt als das wichtigste Entgiftungsmittel in der Gemmotherapie und wird bevorzugt eingesetzt nach Infektionen zur Anregung der Ausscheidungskräfte des Körpers, gerade auch nach der Anwendung von Antibiotika. Auch hier ein Warnhinweis: ACHTUNG, nicht bei Bluthochdruck oder Epilepsie anwenden!

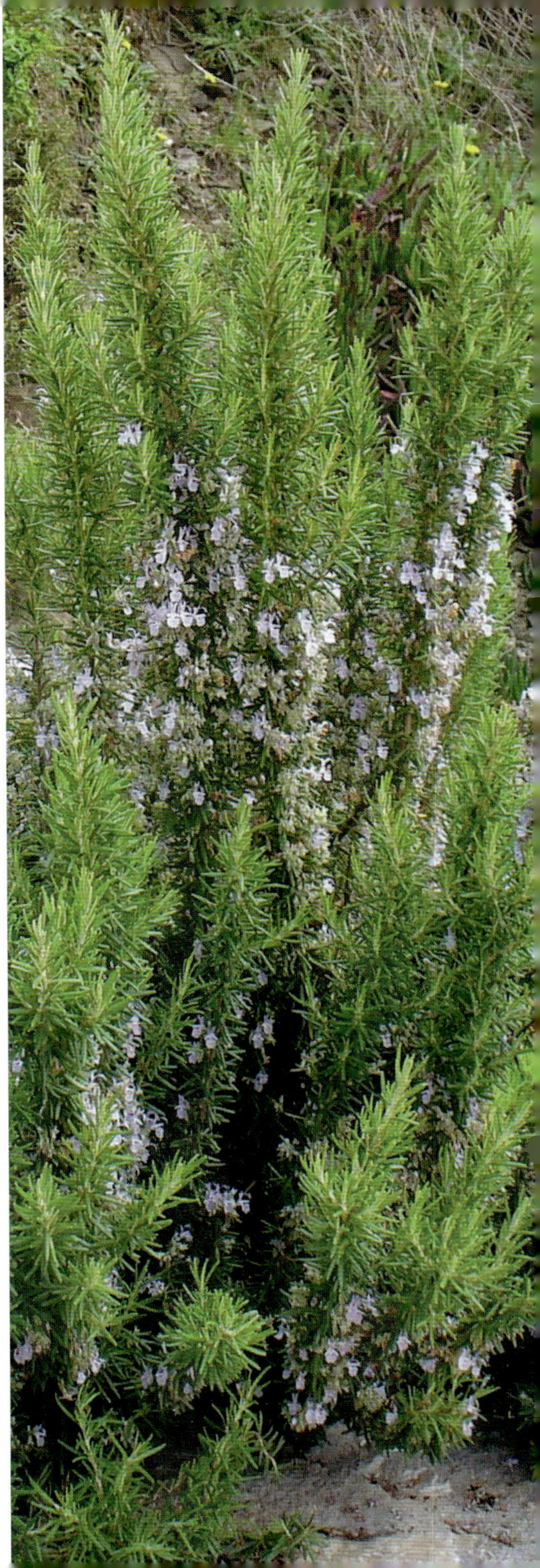

Rosmarin

Fallbeispiel: **Schlapp und müde**

Die 19-jährige Martina kommt mit der Mutter in meine Sprechstunde und beklagt, dass sie sich immer schlapp und müde fühle. Der Blutdruck lag bei Martina in der Regel um die 90/50 mm Hg (Normalwert 120/70 mm Hg). Morgens beim Aufstehen sei es ihr oft schwindlig und tagsüber wäre sie sehr müde und erschöpft. Sie hat eine Schulklasse wiederholen müssen, weil sie im Unterricht immer wieder eingeschlafen sei. Die fachärztlichen Untersuchungen erbrachten keinen richtungweisenden Befund auf eine schwerwiegende Erkrankung. Vegetative Dystonie hat ihr eine Universitätsklinik attestiert. Ich verordnete das Gemmomazerat Rosmarinus officinalis mit anfangs 3 × 2 ml, das sind dreimal 40 bis 50 Tropfen morgens, mittags und am späten Nachmittag (ca. 17 Uhr, wegen des eventuellen anregenden Effekts des Vitamin C auf die Nacht nicht zu spät anwenden!). Schon nach zwei Wochen war der Blutdruck immer über 100 / 70 mm Hg und die Hände und Füße schön kuschelig warm. Immerhin hatten wir gerade November in Deutschland. Reduzierung der Dosis auf 2 × 2 ml oder zweimal 40 bis 50 Tropfen morgens und nachmittags. Nach sechs Wochen hatte sich der Gesamtzustand von Martina so gebessert, dass sogar dem Klassenlehrer ihr Engagement im Unterricht förmlich auffiel und er die Eltern telefonisch kontaktierte, um nachzufragen was mit ihrer Tochter passiert sei. Nach einem Vierteljahr konnte die Einnahme beendet werden. Stabiler Zustand. Falls sich wieder erste Anzeichen zeigen sollten, so soll Martina erneut das Rosmaringemmomazerat anwenden.

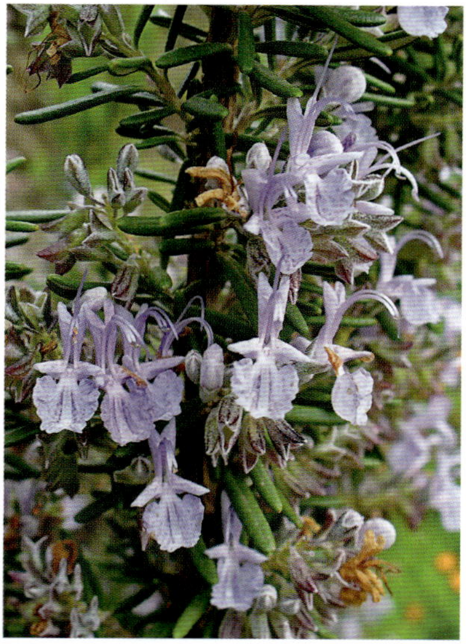

Esskastanie
(Castanea vesca)

Bis zu 1000 Jahre alt kann die Esskastanie, lateinisch auch *Castanea vesca* oder *Castanea sativa* genannt, in Ausnahmefällen werden, eine Höhe von bis zu 35 Metern erreichen und einen sehr dicken Stamm ausbilden. Wahrscheinlich stammt sie aus Südosteuropa und Kleinasien und wurde von den Armeniern erstmals kultiviert. Sie gehört zu den Buchengewächsen *(Fagaceae)*, hat lanzettlich längliche Blätter und ihre braunen Früchte, die Maronen, sind essbar und sehr kohlenhydratreich und daher auch kalorienhaltig. Aufgrund der schönen Maserung ist das harte Holz der Ess- oder Edelkastanie bei Tischlern sehr beliebt. Ab Mai überzieht sich der Baum zur Blütezeit mit bis zu 20 cm langen gelben duftenden Blüten, den „Kätzchen". Obgleich sich

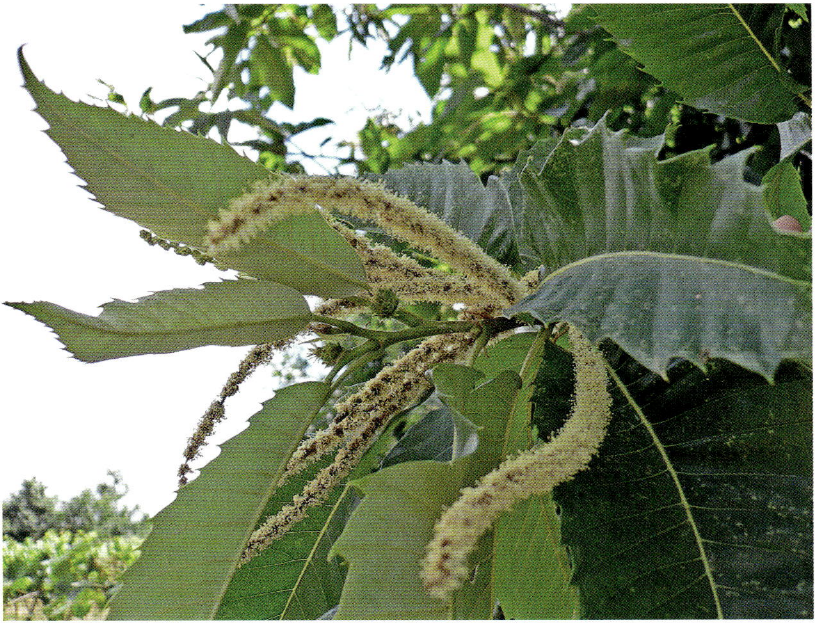

die Früchte von Esskastanie und Rosskastanie *(Aesculus hippocastanum)* ähneln, sind sie nicht miteinander verwandt. Schon Hildegard von Bingen lobte die Heilkräfte der Esskastanie und betonte ganz besonders ihre stärkenden Eigenschaften auf Venen und die Lymphgefäße bei Schwellungen (Ödeme).

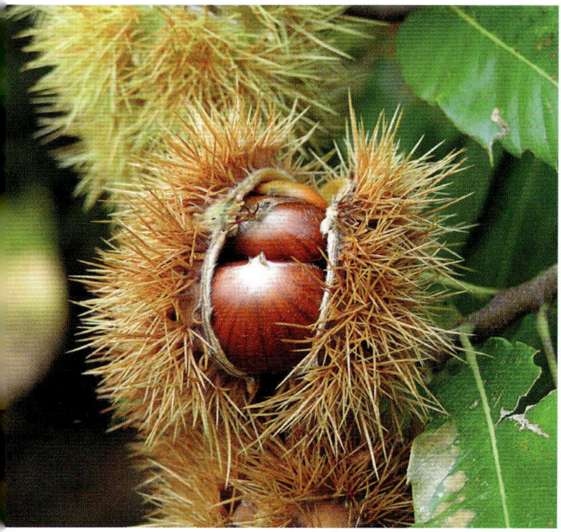

Das Gemmomazerat der Castanea vesca ist reich an Gerb- und Schleimstoffen, Flavonoiden, Zucker, Saponinen, Harzen, β-Carotin, β-Sitosterol, Vitamin E, Enzymen und den Mineralien Eisen, Magnesium, Phosphor und Calcium. Daher hat es eine besondere Wirkkraft bei Lymph- und Blutstauungen, vornehmlich in den Beinen oder nach operativen Eingriffen mit Entfernen der Lymphknoten bei Krebserkrankungen. Wir können damit eine Verbesserung der Ausscheidung von Stoffwechselendprodukten, also eine so genannte „Entgiftende Wirkung" erzielen! Daher kann es bei allen akuten als auch chronischen Lymphabflussstörungen eingesetzt werden, aber auch bei venösen Stauungen in den Beinen beim längeren Stehen vornehmlich bei großer Hitze im Sommer (Schwere Beine, Krampfadern, Ödeme). Anfangs sind Gaben von 4 × 2 ml, das sind viermal 40 bis 50 Tropfen über den Tag verteilt sinnvoll. Tritt eine Besserung ein, so geht man auf 2 × 2 ml oder zweimal 40 bis 50 Tropfen morgens und abends zurück. Immer wieder erlebe ich bei meinen Patienten, dass sie sehr ungeduldig sind. Auch hier heißt es: Ausdauer wird belohnt. Und auch dazu ein Praxisfall.

Fallbeispiel: **Thrombose**

Ilse ist eine rüstige 79-jährige Rentnerin. Eines Tages erwacht sie morgens mit einer Thrombose im linken Bein. Ihr treuer Ehemann brachte sie zum Arzt und dieser wies sie in das nächste Krankenhaus ein. Dort wurde sie fast vier Wochen behandelt mit einem mäßigen Erfolg, denn der linke Unterschenkel war bei Entlassung fast immer noch doppelt so dick wie der rechte und es schmerzte sehr bei Bewegung. Mit dem Ratschlag „legen sie Ihr Bein die nächsten Tage noch hoch“ wurde sie aus der Klinik entlassen. Damit wollte sich Ilse nicht zufrieden geben. Ich betrachtete das durchaus marmorierte geschwollene schmerzhafte Bein und entschied mich bei einem gelben Zungenbelag, den ich bei der Inspektion ihrer Zunge fand, für das Schüßler-Salz Nr. 10 Natrium sulfuricum D 6 mit täglich sechsmal einer Tablette gelutscht und das Gemmomittel Esskastanie mit anfangs 4 × 2 ml, das sind viermal 40 bis 50 Tropfen über den Tag verteilt. Nach drei Tagen gehen die Schmerzen zurück, aber sonst geschieht optisch nicht viel. Nach 10 Tagen hat das Bein deutlich an Umfang abgenommen und Ilse war schmerzfrei und konnte schon wieder Einkäufe selber erledigen. Ich reduziere die Nr. 10 Natrium sulfuricum D 6 auf dreimal täglich eine Gabe, also dreimal eine Tablette vor dem Essen und das Gemmomittel Esskastanie soll nun noch zweimal täglich 2 ml, also jeweils 40 bis 50 Tropfen morgens und abends genommen werden. Nach vier Wochen geht Ilse wieder in ihr Damenschwimmen und nach weiteren zwei Wochen waren ihre Beine wieder gleich schlank. Sie freute sich sehr über die *restitutio ad integrum*, wie der Fachmann in einem solchen Fall sagen würde, die vollständige Ausheilung einer Krankheit oder Verletzung, die den unversehrten Zustand des Körpers wieder herstellt. Im Gegensatz dazu steht eine Defektheilung. Beispielsweise bei einer Wunde kommt es zu eine Narbe oder eine Funktionseinbuße bleibt zurück. Das war im Falle von Ilse nicht gegeben.

Wolliger Schneeball
(Viburnum lantana)

Eine Höhe von maximal 4 Metern erreicht der Wollige Schneeball *(Viburnum lantana)*, der zur Familie der Moschuskrautgewächse *(Adoxaceae)* gehört und bis zu 80 Jahre alt werden kann. In Nordamerika und Europa beheimatet finden wir ihn in lichten Laubwäldern und am Wegesrand. Aufgrund seiner schneeballähnlichen großen reinweißen runden Blüten und seinen leuchtend roten Früchten ab Juli, welche in der Vollreife ins glänzend Schwarzblaue übergehen, findet man ihn heute oft zur Zierde in Parkanlagen. Seit alters her werden aus seinen überaus biegsamen Zweigen Pfeile für das Bogenschießen hergestellt, denn sie sind bruchfest und sehr elastisch. Schon „Ötzi", die ca. 5300 Jahre alte Gletschermumie, hatte Pfeile aus diesem Holz dabei. Schon die nordamerikanischen Indianer lobten den Schnellball wegen seiner krampflösenden Eigenschaft an Lunge, Darm, Muskulatur und Gebärmutter. Daher wurde er traditionell bei Asthma, Allergien und Darmentzündungen (Colitis) erfolgreich angewandt.

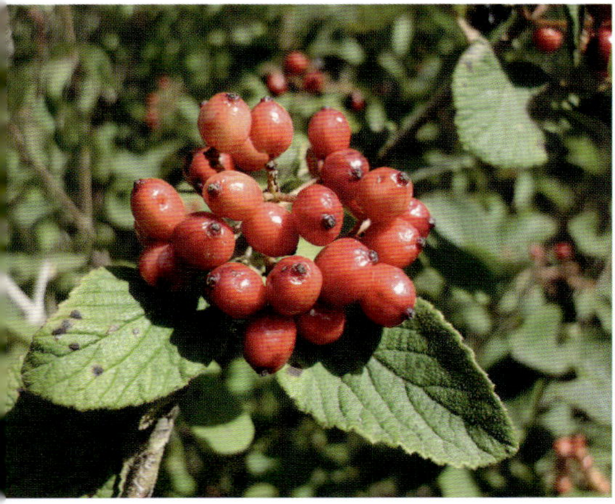

Das Wollige Schneeballmazerat ist reich an Gerbstoffen, Schleim, Salicin, Cumarinen, Anthocyanen, β-Sitosterol, Iridoid-Glycosiden, Valeriansäure, Bitterstoffen und Enzymen. Aber auch Mineralien wie Magnesium, Mangan, Kupfer, Eisen, Calcium und Kalium sind darin enthalten.

Die Wirkkraft des Gemmomazerat des Wolligen Schneeballs richtet sich hauptsächlich auf die Erkrankungen des Atemtraktes und des Darmes, sowie auf das neurovegetative System der Hypophysen-Schilddrüsen-Achse. Daher kommt es unter seiner Anwendung zu einer allgemeinen Entspannung als auch zu einem krampflösenden und antiallergischen Effekt auf die Bronchien. Aber auch bei Husten und allgemeiner Verschleimung kann er erfolgreich eingesetzt werden. Nicht unerwähnt sollte sein Einsatzgebiet bei Heuschnupfen, allergischem Asthma und bei einer Bronchitis, ob akut oder chronisch bleiben. Anfangs sind höhere Gaben von 4 × 2 ml oder viermal 40 bis 50 Tropfen über den Tag verteilt sinnvoll.

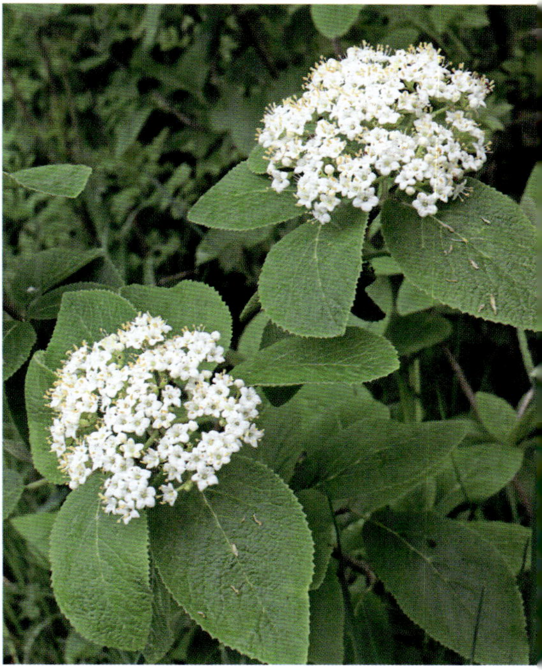

Fallbeispiel: **Allergisches Asthma**

Vor nahezu einem dreiviertel Jahr kam die Brauereibesitzerin Barbara zu mir in die Sprechstunde. Sie ist 48 Jahre alt, verheiratet, hat drei Kinder und leidet seit vielen Jahren unter einem allergischen Asthma bronchiale. Seit einem Jahr riecht sie nichts mehr. Sämtliche bisher durchgeführten Untersuchungen und Therapien bei Fachärzten und Universitätskliniken brachten keine Veränderung in ihrem Fall. Zumindest, so waren ihre Worte bei der Begrüßung: „Man hat mir gesagt, dass ich keinen Tumor im Kopf habe!“

Das kann oftmals die Ursache sein, wenn Patienten plötzlich nichts mehr riechen. In diesem Fall, so schien es zumindest, war es allergisch bedingt. Was tun? In der Schüßler-Salz-Therapie kennen wir als Hauptschleimhautmittel die Nr. 8 Natrium chloratum D 6, welches durchaus auch schon bei Störungen des Riechnervs erfolgreich eingesetzt werden konnte. Ich zögerte nicht lange und verordnete die Nr. 8 Natrium chloratum D 6 mit dreimal einer Tablette täglich vor dem Essen und das Gemmomittel Wolliger Schneeball mit anfangs 3 × 2 ml oder dreimal 40 bis 50 Tropfen vor dem Essen. Nach 14 Tagen erhalte ich die erste Rückmeldung. Nase fängt heftig an zu laufen. Ich empfehle eine Pause von drei Tagen, dann soll auf Natrium chloratum D 12 gewechselt und nur eine Tablette morgens gelutscht werden. Das Gemmomittel wird mit 2 × 2 ml, also zweimal 40 bis 50 Tropfen täglich fortgeführt. Nach sechs Wochen bekomme ich folgenden Bericht: Lunge deutlich besser. Ihr fällt das Atmen im Alltag wesentlich leichter. Nase über Stunden frei und seit zwei Wochen habe sie das Gefühl, wieder etwas zu riechen. Ich wechsle auf Natrium chloratum D 30 eine Tablette alle drei Tage. Das Gemmomittel Wolliger Schneeball weiter wie bisher. Nach weiteren sechs Wochen war das Asthma restlos verschwunden. Auf die chemischen Präparate konnte Barbara komplett verzichten. Und was mich am meisten freute, war die Bestätigung vom HNO-ärztlichen Kollegen. Die erneut durchgeführte Geruchsprobe ergab eine 98-prozentige Trefferquote bei der Patientin. Die Einnahme der Mittel wurde beendet. Es gilt abzuwarten.

Edeltanne
(Abies alba)

Die Edeltanne, auch Weißtanne genannt, gehört botanisch gesehen zu der Familie der Kieferngewächse *(Pinaceae)*, trägt den lateinischen Namen *Abies alba* oder das Synonym *Abies pectinata*, erreicht eine Höhe von bis zu 60 Metern und ein Alter von nahezu 600 Jahren. Wir kennen heute etwa 40 verschiedene Tannenarten wie Nordmanntanne oder Balsamtanne. Zusammen mit den Kiefern, Fichten, Lebensbäumen, Kieferngewächsen, Wacholder, Zypressen und Zypressengewächsen, Lärchen, Zedern, Eibengewächsen, Araukarien, Hemlocktannen, Mammutbäumen, Sumpfzypressen, Steineiben, Steineibengewächsen, Kopfeiben, Wollemien, Kauri-Bäumen, Rimu-Harzeiben gehören die Tannen zu den Koniferen oder Nadelhölzern, auch Kiefernartige genannt. Sie sind die größte heute noch lebende

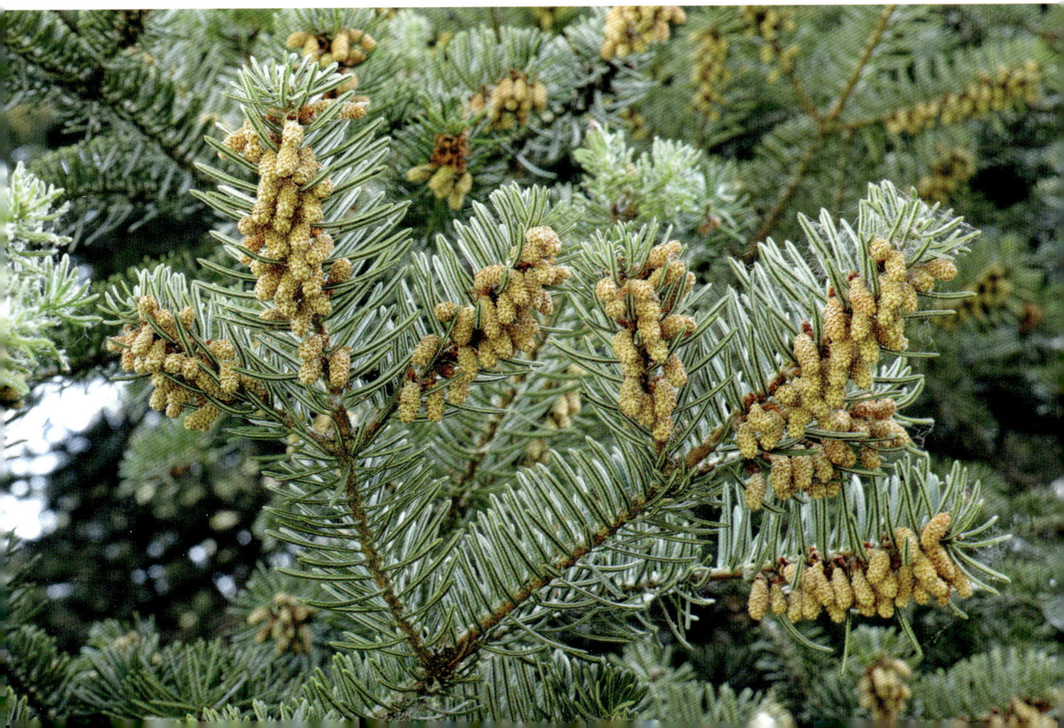

Gruppe der Nacktsamigen Pflanzen. Man gab ihnen diesen Namen, da ihre Samenanlagen nicht durch Fruchtblätter geschützt sind. Ihr wissenschaftlicher Name ist Pinales. Die Edeltanne kennen wir als immergrünen Nadelbaum, bei dem sich aufrecht stehende Tannenzapfen aus den weiblichen Blüten entwickeln. Schon Hippokrates und der griechische Arzt Pedanios Dioskurides, er lebte im 1. Jahrhundert nach Christus und starb 90 n. Chr., lobten die Edeltanne als Heilpflanze. Später schätzte Hildegard von Bingen die Tannensalbe bei Gelenk- und Knochenbeschwerden als auch bei Kopfschmerzen und Migräne. Die Edeltannen kommen im europäischen Raum nach Norden nur bis Mitteldeutschland vor, wohingegen man sie im westlichen Balkan und in den Karpaten bevorzugt in alten Wäldern antrifft. Sie wurzeln von allen Nadelbäumen am tiefsten und festigen dadurch Hänge und schützen vor Erosionen.

Die Edeltannenknospenmazerate sind reich an ätherischen Ölen, Bitterstoffen, Flavonoiden, Harzen, Cumarinen, β-Carotinen, Enzymen, Vitamin C und an den Mineralstoffen Magnesium, Kieselsäure, Kupfer und Eisen. Aufgrund seiner Inhaltsstoffe ist es ein hervorragendes Mittel für die körperliche Wachstumsphase, vornehmlich den Knochenbildeprozess unterstützend als auch bei der Blutbildung. Ebenso löst es den Schleim aus dem Nasennebenhöhlen- und Bronchialbereich, stärkt das Immunsystem und regt den Lymphfluss an. Es ist ein gutes Tonikum für Kinder, welche nicht richtig gedeihen wollen oder ständig erkältet sind. Aber auch bei Heuschnupfen und Asthma kommt es mit großem Erfolg zum Einsatz. Im Erwachsenenalter kann es bei allen Formen des Knochenbruches, bei Demineralisierung des Knochens, Knochenmarksentzündung, Osteochondritis (eine umschrieben Knochen- und Knorpelentzündung), Rachitis, Morbus Scheuermann (eine deformierende Rückenerkrankung) als auch bei Muskelkrämpfen angewendet werden. Es ist darüber hinaus auch ein Stärkungsmittel bei Zahnkaries und zur Behandlung von Zahnhalsentzündungen geeignet.

Fallbeispiel: **Trümmerbruch im Handgelenk**

Marianne, eine 42-jährige Schneiderin, stürtzte beim Fensterputzen von der Leiter und zog sich einen Trümmerbruch im rechten Handgelenk zu. Sie kam in die Klinik, wurde operiert und hatte danach intensive Krankengymnastik verordnet bekommen. Aber die Schmerzen und die Bewegungseinschränkung blieben. Bei der Kontrolluntersuchung drei Monate später stellte sich heraus, dass die Knochenenden nicht zusammengewachsen waren, da die Kallusbildung vom Organismus nicht vollzogen wurde. Schüßler-Salz Nr. 2 Calcium phosphoricum D6 mit dreimal täglich einer Tablette vor dem Essen gelutscht und das Knospenmazerat Abies pectinata mit 2 × 2 ml täglich, das sind zweimal 40 bis 50 Tropfen brachten innerhalb sechs Wochen die Wende. Nebenbei bemerkt verschwanden die Schmerzen in kürzester Zeit und die zuvor stark geschwollene Hand nahm wieder ihre natürliche Kontur an. Ein Beweis dafür, dass mit diesen natürlichen Heilmitteln Regulationsprozesse im menschlichen Organismus preiswert und effektiv angeregt werden können.

Es ist unbeschreiblich wie glücklich Marianne Monate später war, als sie sich bei mir in der Sprechstunde vorstellte und sich bedankte. Sie hatte schon Alpträume je wieder an ihre Nähmaschine zurückkehren zu können, denn die Nächte nach der Operation waren für sie voller Schmerzen. Bei jeder kleinen Bewegung des Daumens schoss ein den ganzen Arm durchdringender Schmerz bis zur Schulter hoch. Das alles verschwand erst unter der Anwendung der Edeltanne und dem Schüßler-Salz Nr. 2 Calcium phosphoricum D6 innerhalb weniger Wochen.

Stieleiche
(Quercus robur)

Die Eiche, genauer gesagt die in der Gemmotherapie verwendete Stieleiche (lat. *Quercus robur* oder mit Synonym *Quercus pedunculata*) auch Sommereiche oder Deutsche Eiche genannt, gehört zusammen mit der Esskastanie zur Familie der Buchengewächse *(Fagaceae)* und war schon zu Zeiten der Kelten den Druiden und dem Donnergott (Thor oder Donar) geweiht. Da manche Eichen weit über 1000 Jahre alt werden können, wundert es nicht, dass diese Exemplare auf alten Kult- und Kraftplätzen stehen und das Eichenlaub schon seit Menschengedenken als Zeichen für Ruhm und Ehre steht und oft das Haupt der Helden zierte. Bis heute noch findet sich das Eichenlaub auf den Rangabzeichen von Offizieren. Die mächtigen Eichen mit den ausladenden Kronen und den gebuchteten Blättern strahlen im Wald eine große Würde aus und stehen symbolhaft für Treue, Standhaftigkeit und Willenskraft. Die Eichen bilden eine tief reichende Pfahlwurzel aus und sind daher außerordentlich sturmfest, jedoch aufgrund ihrer Wuchshöhe von bis zu 40 Metern blitzgefährdet. Eichenholz besticht durch seine große Widerstandskraft auch unter Wasser wie kein anderes einheimisches Holz. Schiffe, Brückenpfeiler und Whiskyfässer wurden daraus gezimmert. Rinde, Laub und Früchte der Eiche sind reich an Gerbstoffen. Daher gelten sie hinsichtlich der Heilkunst seit Jahrtausenden als probates Mittel zur Wundbehandlung, gegen Entzündungen, bei Fieber oder Schwächezuständen. In der Anthroposophischen Heilkunde wird die Eiche zur Rhythmisierung und Harmonisierung der weiblichen Periode empfohlen.

Das Eichenknospenmazerat ist reich an Gerbstoffen, Flavonoiden, β-Sitosterol, Triterpensäuren, Harzen, Enzymen und den

Mineralien Calcium und Kieselsäure. Es regt die Nebennieren und die Geschlechtsdrüsen an und hat daher eine Erhöhung des körpereigenen Cortisol- und Sexualhormonspiegels zur Folge, wirkt daher aphrodisierend und erhöht die Fruchtbarkeit. Da es eine gefäßverengende Wirkung hat, erhöht es den Blutdruck (Achtung: Nicht bei Bluthochdruck anwenden!), kräftigt und verjüngt das Gewebe, vornehmlich die Schleimhäute von Magen und Darm.

Daher kann es bevorzugt bei Erkrankungen des Urogenitalsystems wie Libidomangel und Frigidität, Impotenz, mangelhafte Spermienqualität und bei unerfülltem Kinderwunsch eingesetzt werden. Aufgrund seiner Gerbstoffe hat es eine antibiotische Wirkkraft auf Haut und Schleimhaut und kann so erfolgreich auch bei Furunkulose, Akne, wiederkehrenden Herpesinfektio-

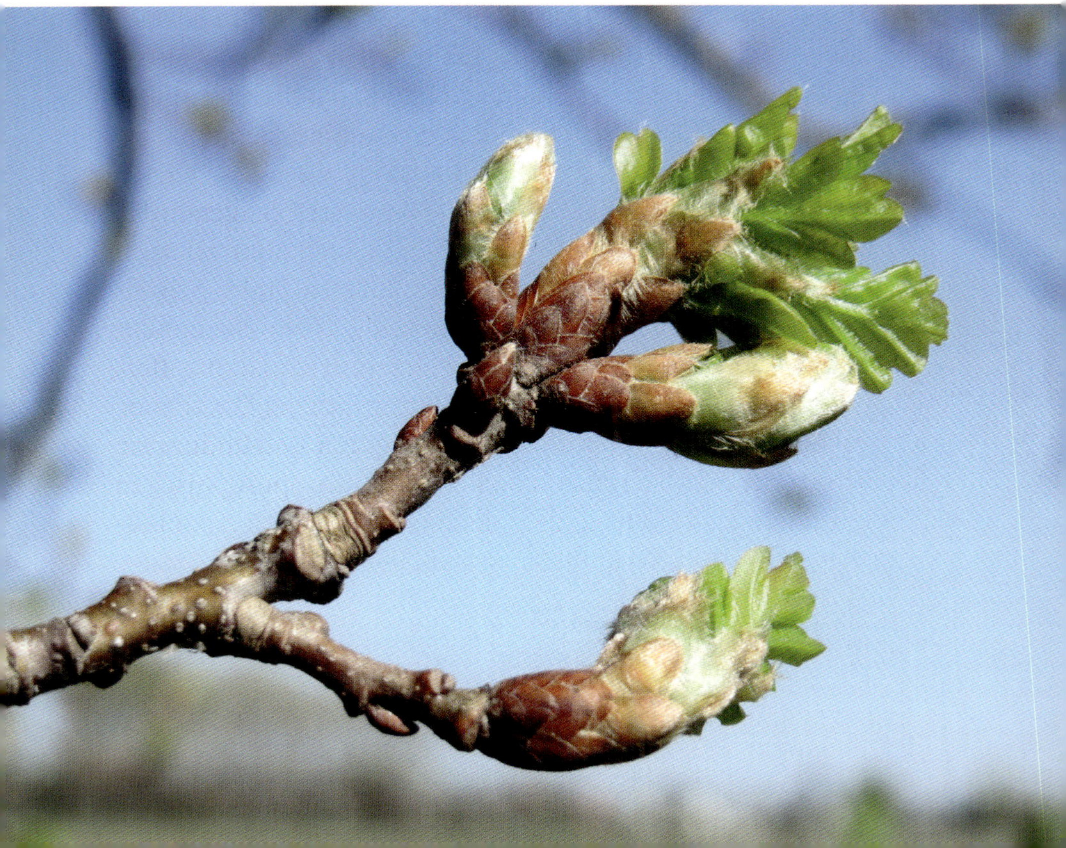

nen, nässenden Ekzemen, chronisch entzündlichen Darmentzündungen (CED), Durchfall, Zahnfleischentzündung, Parodontose als auch beim Weißfluss der Frau (Fluor albus), sowie bei Analprolaps und Scheidenvorfall angewandt werden. Da es eine cortisonähnliche Wirkung aufweist, kann das Eichenknospenmazerat auch bei Allergien, chronischen Entzündungen, Histaminosen und einem geschwächten Immunsystem, bei Milzschwellung und Lymphstau als auch zur Blutmauserung und bei Anämie zum Einsatz kommen. Ungeachtet dessen fördert es die Calciumeinlagerung in den Knochen, hilft bei Arthrose und Knochenschwund (Osteoporose) als auch bei rheumatischen Beschwerden.

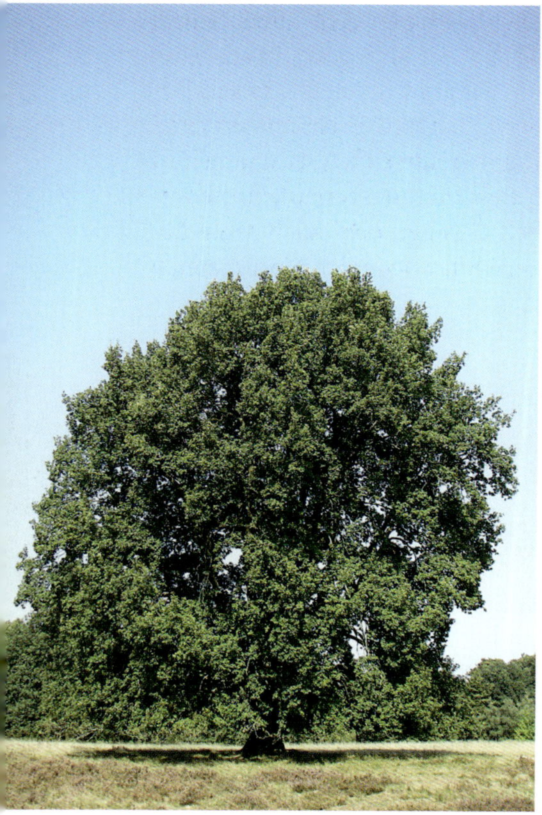

Aber auch bei Erschöpfungszuständen und in Zeiten von erhöhtem Stress, in Burn-out-Situationen oder bei Depressionen kann es alleine oder in Kombination mit dem Mammutbaumgemmopräparat (Sequoia gigantea) mit täglich jeweils 2 × 2 ml oder zweimal 40 bis 50 Tropfen morgens und mittags vor dem Essen Anwendung finden. Die Länge der Anwendung richtet sich nach den bestehenden Beschwerden. Nach drei bis vier Wochen der Anwendung sollte sich eine deutliche Besserung der Beschwerden zeigen. Ansonsten möge man über eine andere Therapieoption nachdenken.

Fallbeispiel: **Heftige Influenza (echte Grippe)**

Der 51-jährige Klaus, Forstwart von Beruf, war oft den kalten Witterungen in Herbst und Winter ausgesetzt. Im November 2015 hatte es ihn mit einer heftigen Influenza (echte Grippe) für Wochen auf das Krankenlager geworfen. Bis Weihnachten konnte er nicht mehr zum Dienst erscheinen. Jede Bewegung bedeutete einen außergewöhnlichen Kraftakt für ihn. Er war schwach und schlapp, alle Knochen taten ihm noch nach Wochen weh und die von seinem Hausarzt verordneten Medikamente brachten einfach keine Besserung. Die Leberwerte waren leicht erhöht und Klaus machte sich große Sorgen über seine weitere Genesung. Durch einen Arbeitskollegen bekam er meine Adresse und kam erstmalig Mitte Januar 2016 in Begleitung seiner Ehefrau in meine Ordination. Nachdem ich mir alles angehört hatte entschied ich mich für das Hauptregenerationsmittel aus der Schüßlertherapie, nämlich die Nr. 2 Calcium phosphoricum D6 und das Gemmomittel Quercus pedunculata, das Eichenknospenmazerat. Von dem Schüßlermittel sollte er sechsmal täglich eine Tablette lutschen und das Gemmomittel Quercus pedunculata morgens und mittags je 2 ml oder 40 bis 50 Tropfen einnehmen. Nach drei Wochen bekam ich von Klaus einen Anruf in dem er mir mitteilte, dass es ihm schon viel besser ginge. Die Schmerzen seien vollständig abgeklungen, nur die Schwäche würde an manchen Tagen noch sehr den Alltag beeinträchtigen. Die Therapie geht unverändert weiter. Sechs Wochen nach Therapiebeginn sind alle Beschwerden restlos verschwunden und Klaus freute sich über den gelungenen Heilungsverlauf, vornehmlich darüber, dass auch seine Leberwerte wieder im Normbereich lagen.

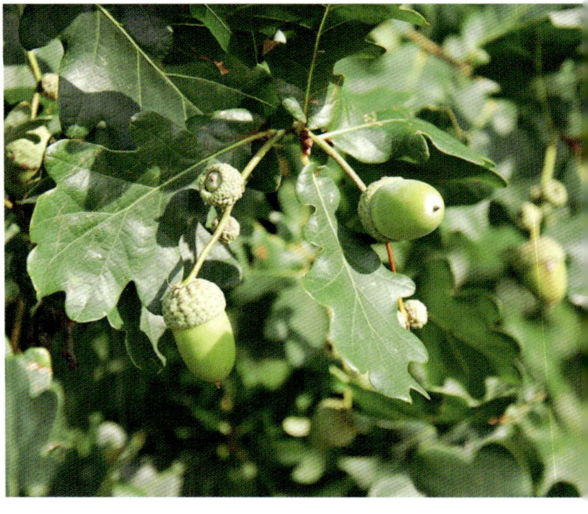

Haselstrauch
(Corylus avellana)

Wenden wir uns nun dem Haselstrauch zu, welcher den botanischen Namen *Corylus avellana* trägt und zur Familie der Birkengewächse *(Betulaceae)* zählt. Er ist ein vielstämmiger, sommergrüner Strauch und zählt zu den Pionierlaubbäumen in Europa und Asien lichter Laubmischwälder. Er kann eine Höhe von bis zu fünf Metern erreichen. Er hat rundliche Blätter, die am Rand unregelmäßig gesägt und sehr alkalisch sind. Als eine der ersten Pflanzen blüht der Haselstrauch im Februar und März. Bereits im Winter sind die männlichen Blüten zu sehen, die sich dann zu sieben Zentimeter langen gelben Kätzchen entwickeln. Weibliche Blüten zeigen rote Fäden, die Narben, an der Triebspitze und schauen aus wie Knospen. Aus ihnen entwickeln sich später die Haselnüsse. Da sich die Haselnuss wohl bei Genuss positiv auf unser Herz-Kreislauf-System auswirkt und aussieht wie ein Herz, kommt in ihrem Namen Corylus das lateinische Wort für Herz „cor" vor. Haselstrauchzweige sind sehr biegsam und gegabelte Zweige werden seit alters her als Wünschelrute zum Aufsuchen von Wasseradern benutzt.

Die Haselnussknospen sind reich an ätherischen Ölen, Gerbstoffen, Flavonoiden, organischen Säuren, β-Sitosterinen, den Vitaminen B_1, B_2, B_3, B_5, C und E sowie Folsäure. Neben Betulin enthalten sie reichlich Enzyme und die Mineralien Magnesium, Caesium, Selen, Molybdän, Eisen, Calcium, Kupfer und Kieselsäure. Aufgrund dieser außergewöhnlichen Inhaltsstoffe wirken die Haselknospenmazerate regulierend auf das Zwischenzellgewebe (mesenchymale Bindegewebe), aktivieren den Stoffwechsel und das blutbildende System und stärken Lunge, Leber und Knochenmark. Die Haselknospe als Gemmomittel verstärkt die Wirkung anderer Gemmomazerate, wirkt oft als Drainagemittel und Entsäuerungsmittel im Bereich der Nieren und der Lunge. Es verbessert die Gerinnungsfähigkeit des Blutes, reguliert den Eiweiß- und Fettstoffwechsel und stärkt ein aus dem Gleichgewicht gekommenes Nervensystem.

Daher kann man das Haselknospenmazerat hervorragend bei Ödemen und Stauungen der unteren Extremitäten einsetzen, bei Durchblutungsstörungen und bei Geschwürbildung am Unterschenkel (Ulcus cruris). Als Hauptmittel bei Lungenüberblähung (Emphysem), Lungenstauungen, Asthma, chronischer Bronchitis, Lungenarteriensklerose als auch als Drainagemittel der Lunge. Infolge seiner Stoffwechsel anregenden Wirkung dient es darüber hinaus bei Arteriosklerose und erhöhten Blutfettwerten (Hypercholesterinämie) zur Verbesserung der Fließeigenschaft des Blutes in den Gefäßen und zur Entsäuerung. Das Haselknospenmazerat beugt Arteriosklerose vor, hat unterstützende Eigenschaften bei Leberzirrhose, Restless-Legs-Syndrom und bei Störungen infolge einer neurovegetativen Dysbalance.

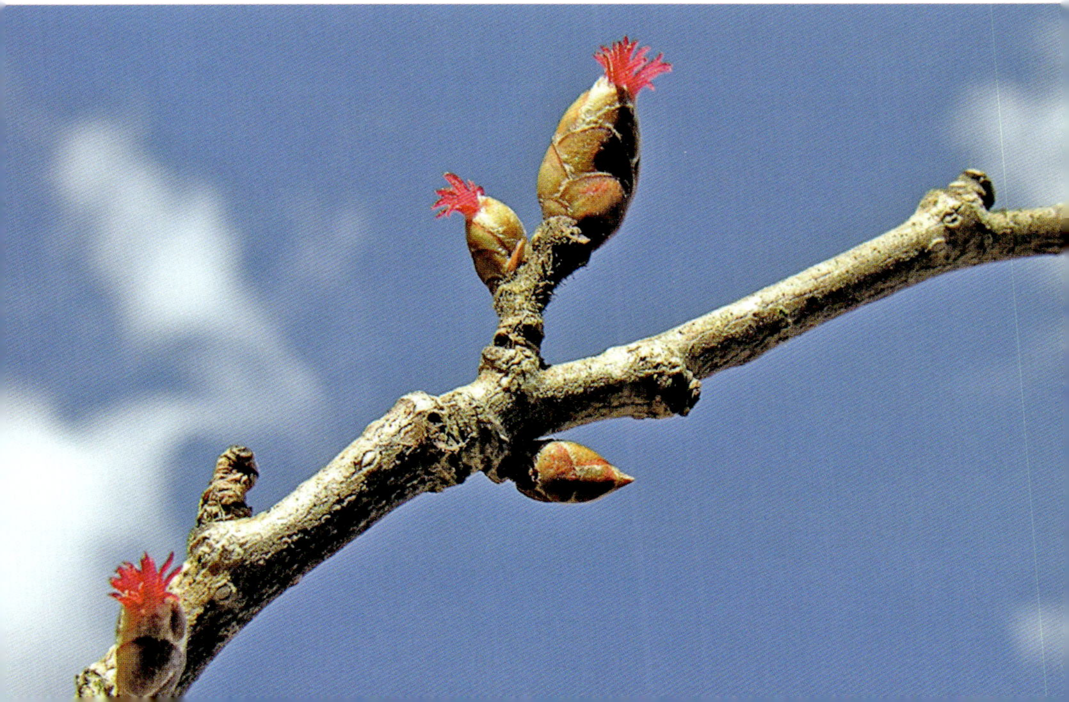

Fallbeispiel: **Leberzirrhose und Asthma**

Ich möchte Ihnen nun einen Fall vorstellen, der als unheilbar gilt. Dennoch kann man mit unseren naturheilkundlichen Mitteln auch in solchen Situationen mitunter palliativ wirken und leichte Verbesserungen erzielen. Sabine, eine 68-jährige Alkoholikerin mit Leberzirrhose und einem ausgeprägten Asthma, erbittet Hilfe. Sie wurde zum Sterben aus der Klinik entlassen mit den Worten „Leider können wir für Sie nichts mehr machen!“. Bei der Betrachtung ihres Gesichtes fällt mir eine rot-gelb-marmorierte Farbe auf, mit einer leicht livide verfärbten Nasenzone. Ihre mitgebrachten Leberwerte waren stark erhöht und spiegelten das Bild einer Leberzirrhose wider. Bitte beachten Sie, dass eine Leberfibrose noch umkehrbar ist. Dabei findet im Lebergewebe der Beginn einer Bindegewebsvermehrung statt. Schreitet dieser Prozess weiter voran, dann entsteht eine Leberzirrhose. Dabei gehen die Leberzellen unter und an ihre Stelle tritt Bindegewebe. Die Leber erfährt eine Schrumpfungstendenz durch so genannte „Narben“ im Gewebe. Knotige Neubildungen von Lebergewebe können als Grundlage für Leberkrebs dienen. Die Form der Leber ändert sich und bildet einen Höcker mit Knoten aus und wird kleiner, dann spricht man von einer Schrumpfleber. Können die Ursachen der Leber-

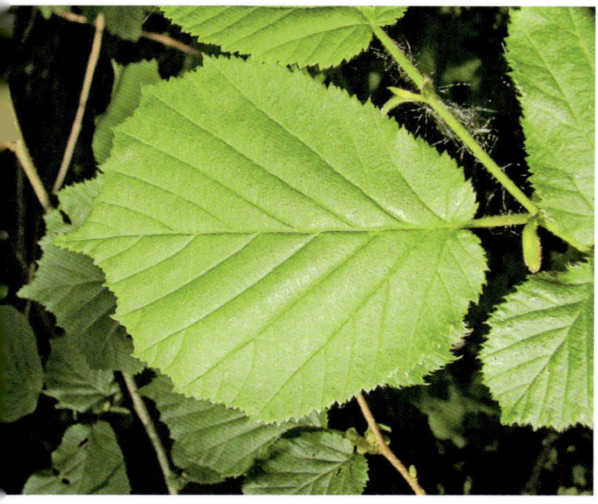

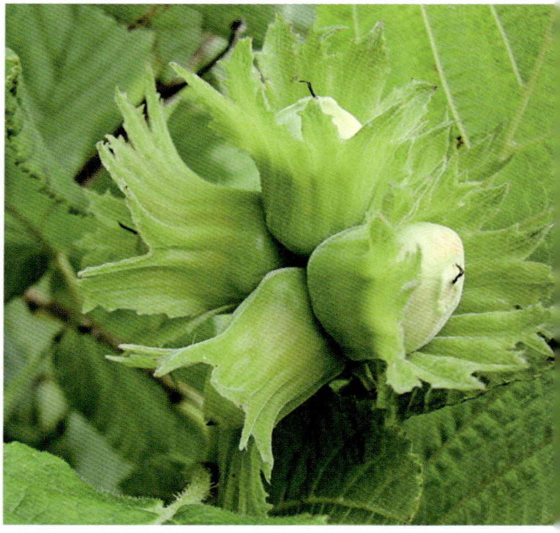

zirrhose nicht behoben werden, hilft dem Betroffenen meist nur die Transplantation einer gesunden Leber. Dies war jedoch aus medizinischer Sicht bei Sabine nicht mehr möglich, da auch andere Strukturen ihres Körpers wie Lunge und Nieren sehr in Mitleidenschaft gezogen waren. Aus dem Gesamtbild heraus entschied ich mich in diesem Fall das Schüßlermittel Nr. 10 Natrium sulfuricum D6, das Gemmomittel Corylus avellana und Mariendistel einzusetzen.

Die Dosierung dieses Trios war wie folgt: Nr. 10 Natrium sulfuricum D6 sechsmal eine Tablette über den Tag verteilt gelutscht, Gemmomittel Corylus avellana dreimal täglich 2 ml, das sind dreimal 40 bis 50 Tropfen morgens, mittags und abends. Zur Nacht bekommt sie noch 400 mg Mariendistelextrakt empfohlen. In den nächsten Wochen kommt es zu unser aller Freude zu einer Verbesserung des Gesamtzustandes von Sabine. Dieser hält nun schon fünf Monate an. Sie hat mittlerweile die Prognose hinsichtlich der ihr noch bleibenden Lebenszeit der Klinikärzte um das Dreifache übertroffen. Es bleibt abzuwarten. Warum habe ich gerade dieses Trio für meine Patientin ausgewählt? Nun, das potenzierte Glaubersalz, die Nr. 10 Natrium sulfuricum D6 ist das Hauptmittel bei Schüßler zur Entgiftung des gesamten Organismus. Und die Mariendistel ist das Hauptmittel aus der Schatztruhe der Pflanzenheilkunde für die Leber, um diese zu stärken und den Leberstoffwechsel zu verbessern. Aus dem oben Geschriebenen ist offenkundig, dass in der Gemmotherapie das Hauptmittel für Leberzirrhose das Haselstrauchknospenmazerat ist. Es war sozusagen ein Orchester aus drei verschiedenen therapeutischen Bereichen zum Wohle der Patientin, welches ich ihr zusammengestellt hatte.

Esche
(Fraxinus excelsior)

Kommen wir nun zur Esche, lateinisch *Fraxinus excelsior*, die zur Familie der *Oleaceae* (Ölbaumgewächse) gehört. Die Wurzeln der Weltesche (Yggdrasil) reichten in den germanischen Mythen bis zu den Göttern und ihre Zweige erstreckten sich bis an die Grenzen des Universums und es wird ihr Beben einst den Weltuntergang ankündigen. Die gefiederten Blätter der Esche dienten einst im Winter als Tierfutter, speziell für Schafe. Aus dem Holz der Esche hat man früher Skier gefertigt, da das Eschenholz gleichzeitig hart und elastisch ist. So wundert es nicht, dass unsere Urahnen daraus Pfeile, Speere und Lanzen fertigten. Schon in der griechischen Mythologie kommt die Esche als Waffenholz vor. Einst soll Achilles den trojanischen Helden Hector durch einen Eschenspeer besiegt haben. Manche Eschen erreichen ein Alter von 200 Jahren, eine Höhe bis zu 40 Metern und einen Stammdurchmesser von einem Meter Dicke. In Mitteleuropa finden wir Fraxinus excelsior vom Flachland bis in die Voralpen sogar bis in einer Höhe von 1400 Metern vor.

Das Eschenknospenmazerat ist reich an Gerbstoffen, Cumarinen, Bitterstoffen, Iridoiden und Flavonoiden (sekundäre Pflanzenstoffe), Schleimstoffen, ätherischen Ölen, Sterolen, Harzen, Vitamin C, Enzymen und den Mineralstoffen Calcium, Eisen, Kupfer, Selen, Magnesium und Kieselsäure.

Aufgrund seiner Inhaltsstoffe besticht das Eschenknospenmazerat durch seine starke Anregung des Stoffwechsels und der daraus folgenden verstärkten Ausscheidungsreaktion des Organismus, welches ihm den Ruhm als wichtigstes Nierenmittel in der Gemmotherapie einbrachte. Vornehmlich bei erhöhten Cholesterin- und Harnsäurewerten, Gicht, rheumatischen Be-

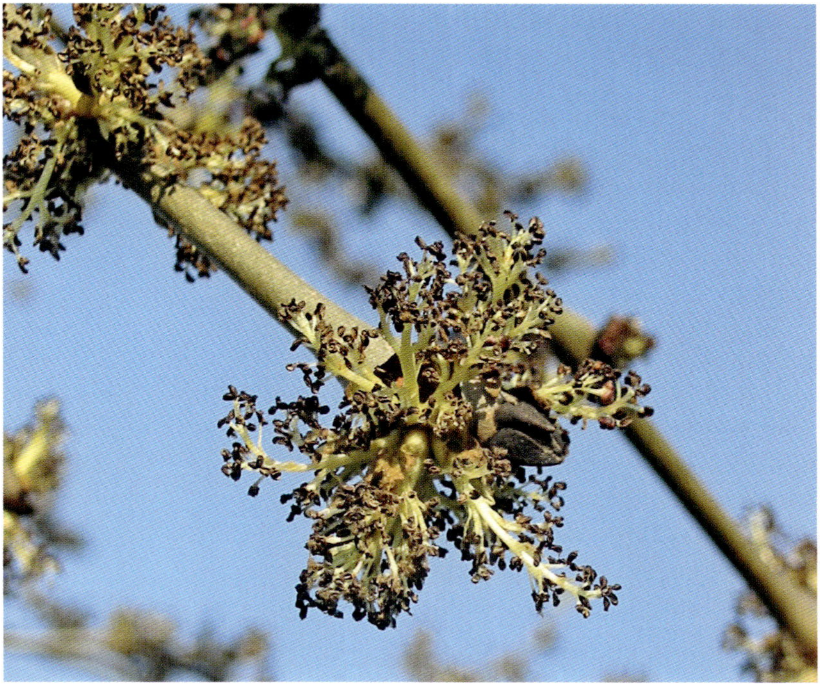

schwerdebildern mit Erkrankungen von Gelenken, Bändern, Knochen und Muskeln als auch bei Beinödemen (Wasseransammlungen) und Übergewicht ist es mit Erfolg anzuwenden. Es hat entzündungshemmende sowie schmerzlindernde Eigenschaften und kann als Alternative zu den herkömmlichen Schmerzmitteln gesehen werden. Bei starken Beschwerden kann dieses Mittel mit bis zu dreimal täglich 4 ml, das sind bis zu dreimal 80 bis 100 Tropfen täglich zum Einsatz kommen. Möchte man hingegen die Nierenleistung bei Patienten verbessern, welche diskrete Unterschenkelödeme haben, so macht man damit eine vier bis sechs wöchige Kur mit 2 × 2 ml, das sind zweimal 40 bis 50 Tropfen täglich, am besten morgens und mittags. Das gleiche gilt ebenso bei Menschen mit Übergewicht und erhöhten Blutfettwerten (Hypercholesterinämie).

Fallbeispiel: **Wiederkehrende Gichtanfälle**

Ich habe Ihnen auch dazu einen Praxisfall herausgesucht. Es handelt sich dabei um den 56-jährigen selbständigen Malermeister Wolfgang, welcher unter wiederkehrenden Gichtanfällen leidet. Er hat schon die verschiedensten Diäten gemacht und nimmt regelmäßig auch das harnsäuresenkende Mittel Allopurinol seines Hausarztes ein. Dennoch kommt es immer wieder zu heftigen und schmerzhaften Reaktionen bevorzugt an seinem rechten Großzehen.

Wolfgang ist richtig verzweifelt als er zu mir im November 2015 erstmalig in die Ordination kam. Alleine in den letzten acht Monaten hatte er drei Anfälle gehabt. Er fällt dann meist für mehrere Tage aus und kann in dieser Zeit nur eingeschränkt Büroarbeit machen. Normalerweise müsste er zu den Kunden vor Ort raus und seine Mitarbeiter betreuen.

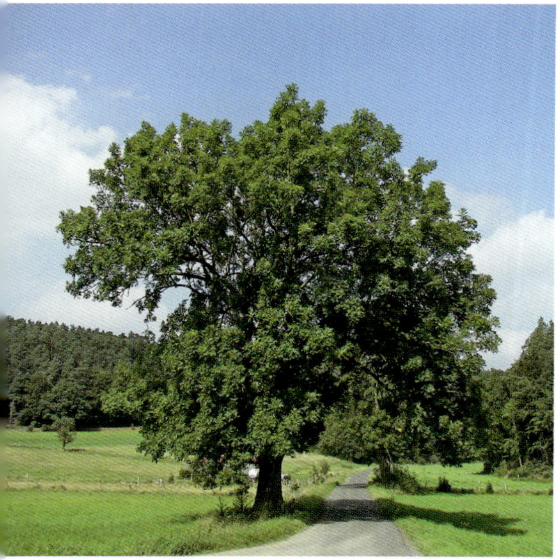

Bei der genauen Betrachtung seines Gesichtes, welches rot leuchtet, fällt mir auf, dass es fettig glänzt und seine Brillengläser auch fettverschmiert sind. Seine Zunge zeigt einen weißgelben Belag und auf Nachfrage beklagt Wolfgang, dass feucht-kaltes Wetter ihm gar nicht bekommt. Im Sommer war es deutlich besser. Viele von Ihnen erinnern sich an das tolle Wetter im Sommer 2015. Wir mussten viel schwitzen, doch das macht Wolfgang dann lieber als mit einem geschwollenen Zeh zuhause zu sitzen. Diese doch auffallenden Symptome weisen auf das Schüßlermittel Nr. 9 Natrium phosphoricum D 6 hin. Ich verordne es mit anfangs sechs Tabletten über den Tag verteilt in Kombination mit dem Gemmomittel Esche. Dieses sollte er anfangs 3 × 2 ml also dreimal

40 bis 50 Tropfen nehmen. Am besten gegen 6 Uhr, 11 Uhr und 16 Uhr, nach sechs Wochen auf 2 × 2 ml, also zweimal 40 bis 50 Tropfen reduzieren. Bier und fettes Fleisch, vornehmlich Schweinefleisch wurde gestrichen, da es den Purinhaushalt stark belastet und die Harnsäurewerte nach oben treibt. Da Wolfgang auch übergewichtig war, empfahl ich ihm etwas Bewegung: Dreimal wöchentlich 45 Minuten flottes Gehen im optimalen Trainingspulsbereich reicht völlig aus. Den Anfangstrainingspuls errechnet man wie folgt für Männer: 220 – Alter × 0,6 (= 60 %) nach sechs Wochen kann man auf 70 %, also mal 0,7 steigern. Beispiel für Wolfgang mit 56 Jahren: 220 – 56 × 0,6 = 98 Puls / Minute darf er anfangs nicht überschreiten. Sonst bildet sein Körper mehr Säure als gewünscht. Bei Frauen gilt 226 – Alter × 0,6. Das ist sehr effektiv, die Menschen müssen nicht in ein Sportstudio und nebenbei nehmen sie noch Gewicht ab und werden fitter.

Sechs Wochen später kommt Wolfgang erneut zu mir und berichtet, dass er inzwischen schon vier Kilo abgenommen und keinen Gichtanfall mehr hatte. Es war kurz vor Weihnachten. Ich ermahne ihn zur Bescheidenheit beim Weihnachtsessen. Als er Ende Februar wieder zu mir kam hatte er inzwischen 10 Kilo an Gewicht verloren und seine zuvor deutlich erhöhten Harnsäurewerte lagen im Normbereich. Er darf das Allopurinol nun weglassen. Im Mai kam telefonisch ein Kurzbericht von Wolfgang. Es geht ihm prächtig. Keine Gichtanfälle mehr gehabt. Er kann das Schüßler-Salz Nr. 9 Natrium phosphoricum D 6 nun auf dreimal täglich reduzieren und das Gemmomittel Esche absetzen. Ich bin mit dem Verlauf sehr zufrieden. Wenn es richtig warm ist, dann soll er auch die Einnahme des Schüßlermittels beenden. Wir müssen uns erneut im Spätsommer treffen, denn dann wird es interessant wie es mit ihm weiter geht in der kalten Jahreszeit. Wolfgang ist zuversichtlich, denn er hat bewährte Heilmittel an seiner Seite.

Silberbirke
(Betula alba)

Kommen wir nun zur Birkenknospe, genauer gesagt zur Silberbirke auch Hängebirke genannt mit dem lateinischen Namen *Betula alba*, Synonyme *Betula pendula* oder *Betula verrucosa linfa*. Sie gehört zur Familie der Birkengewächse *(Betulaceae)* wie auch der Haselstrauch. Im Altindischen bedeutet „Birke" soviel wie „hellsein, glänzend" und die Kelten nannten die Birke „Betul". Schon seit alters her war die Birke mit ihrer hellen Rinde und den durchscheinenden Blättern ein Sinnbild für Licht. Wegen ihrer stark entgiftenden Wirkung schätzten gerade die nordischen Völker mit wenig Sonnenanteil auf das Jahr gerechnet den Birkensaft. Schon Hildegard von Bingen lobpreiste die Birke bei Geschwüren und Konrad von Megenberg (1309 – 1374) aus Mäbenberg bei Nürnberg, Autor von 22 Schriften über Hagiographie, Theologie, Moralphilosophie und naturwissenschaftliche Themen, schätzte die Nieren und Haut reinigenden Eigenschaften des „Birkenwassers".

Die Silberbirke kommt mit Ausnahme von Nordskandinavien in ganz Europa, weiten Teilen Nordasiens und in Nordamerika vor und wird im Durchschnitt 60 Jahre, in den Skandinavischen Ländern bis zu 180 Jahre alt und erreicht eine Höhe von 30 Metern. Ihre Blätter sind rautenförmig und am Rand gesägt. Bis zu zehn Zentimeter Länge können die männlichen Blüten „Kätzchen" im Frühjahr erreichen, wohingegen die weibliche Blüte als Knospe überwintert.

Das Birkenknospenmazerat ist reich an ätherischen Ölen, Flavonoiden, Saponinen, Salicin, Proanthocyanidinen, Enzymen, Zucker, den Vitaminen A, B_1, B_2, C, E, sowie den Mineralien

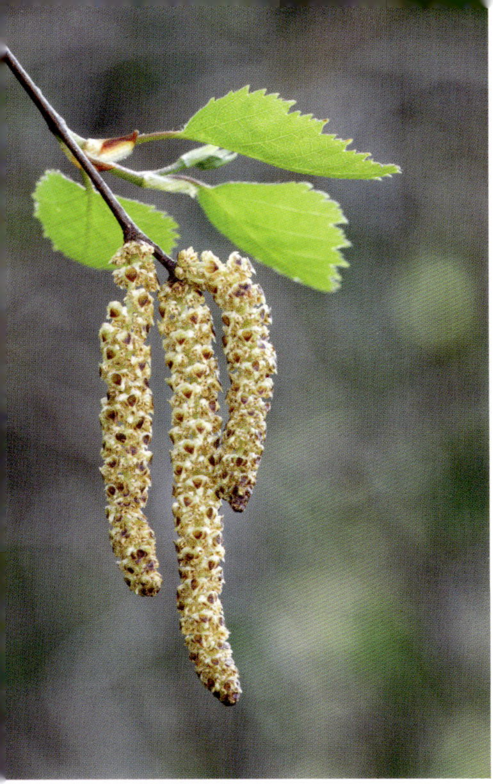

Magnesium, Kalium, Kupfer, Kieselsäure und Calcium. Es ist daher sehr stoffwechselanregend und entgiftend, regt die Nieren in ihrer Tätigkeit an, wirkt entsäuernd, ist entzündungshemmend, verfügt über antirheumatische Eigenschaften und hat eine knochenstoffwechselanregende Aktivität, welche bevorzugt das Calcium in den Knochen einbaut. Erfolgreich auch bei Gelenksarthrosen. Da die Inhaltsstoffe auch Fieber senkend und schmerzlindernd sind, kann das Birkenknospenmazerat auch hierbei erfolgreich eingesetzt werden. Ebenso bei Verstopfung, Depressionen, Impotenz und sexuellen Schwächezuständen. Gerade bei beginnender Schwerhörigkeit und Antriebslosigkeit ein probates Mittel. Kinder, die unter immer wiederkehrenden Infekten im Bereich des Nasen-Rachenraumes leiden, sollten eine acht- bis zwölfwöchige Kur mit 2 × 1 ml, das sind zweimal täglich 20 bis 25 Tropfen des Birkengemmomittels absolvieren.

Es empfiehlt sich daher im Frühjahr und Herbst zur Gesunderhaltung eine vier- bis sechswöchige Entschlackungs- und Entgiftungskur mit dem Birkenknospenmazerat mit 2 × 2 ml, das sind zweimal 40 bis 50 Tropfen, am besten morgens und mittags durchzuführen. In Krankheitsfällen kann das Mittel über Wochen und Monate mit zwischengeschalteten Pausen angewandt werden.

Fallbeispiel: **Wiederkehrende Rheumaschübe**

Regina, eine 33-jährige Berufsschullehrerin, beklagt, seit vielen Jahren unter Rheumaschüben zu leiden. Gerade in der kalten Jahreszeit ist alles viel schlimmer. Sämtliche Klinikaufenthalte brachten ihr nicht den gewünschten Erfolg. Auf Anraten einer Freundin kommt sie eines Tages zu mir in die Sprechstunde. Gerade in den Vormittagstunden und gegen 18 Uhr wird alles deutlich schlimmer. Sie liebt die warme Jahreszeit, doch unter Hitze leidet sie ebenso. Ein Bad im kühlen Waldsee bekommt ihr im Sommer sehr gut. Ihr Appetit ist schon seit Jahren zurückgegangen und sie hat bei genauer Betrachtung ein bleiches Gesicht. Die Zunge hat keinen Belag, kann aber ab und zu schmerzhafte Bläschen am Zungenrand bilden. Auffallend sind ihre teigigen Ergüsse an den Gelenken und es schwingt eine depressive Stimmung durch den Raum. Ich entscheide mich für die Nr. 8 Natrium chloratum D 6 und das Gemmomittel Silberbirke. Anfangs verordne ich dreimal eine Tablette Nr. 8 Natrium chloratum D 6 vor dem Essen und 3 × 2 ml, das sind dreimal 40 bis 50 Tropfen Silberbirkenknospenmazerat. Nach sechs Wochen kommt der erste Zwischenbericht. Kaum eine Veränderung. Ich lasse mich nicht abbringen und wechsle nun auf Natrium chloratum D 12 mit zweimal einer Tablette täglich. Die Silberbirke wird unverändert weitergegeben. Nach weiteren sechs Wochen klang der Bericht schon etwas erfreulicher. Sie habe oftmals an manchen Tagen keine Schmerzen mehr. Das stimmt mich zuversichtlich und ich erhöhe erneut das Mittel Natrium chloratum hinsichtlich der Potenz auf D 30, welches nun noch zweimal wöchentlich eine Tablette zur Nacht gegeben werden sollte. Mittlerweile hatte der rheumatologische Kollege bei Regina eine Blutuntersuchung durchgeführt und zur Überraschung aller sind ihre Werte, obgleich wir Winter hatten, deutlich besser geworden. Anfang Mai kommt die Patientin erneut in meine Sprechstunde und strahlt über das ganze Gesicht. Sie fühle sich so wohl wie seit Jahren nicht mehr. Wir heißen Euch hoffen.

Eberesche
(Sorbus aucuparia)

Viele kennen die Eberesche auch unter dem Namen Vogelbeere und botanisch betrachtet gehört sie zur Familie der Rosengewächse *(Rosaceae)*. Sie ist in Europa und den gemäßigten Zonen Asiens beheimatet und wurde 1997 in Deutschland zum Baum des Jahres gekürt. Ihre rot leuchtenden Früchte sehen wie kleine Äpfel aus und sind entgegen einer weitverbreiteten Annahme ungiftig. In der Regel erreicht die Eberesche ein Alter von 80 Jahren, im Gebirge sogar 120 Jahren und mit einer Höhe von 15 Metern ist sie eher ein kleinwüchsiger Baum.

In der Mythologie wurde die Eberesche bei den heidnischen Vorfahren als Schutz- und Fruchtbarkeitsbaum hoch gelobt und sehr verehrt. Sie war überdies dem germanischen Gott Thor oder Donar geweiht.

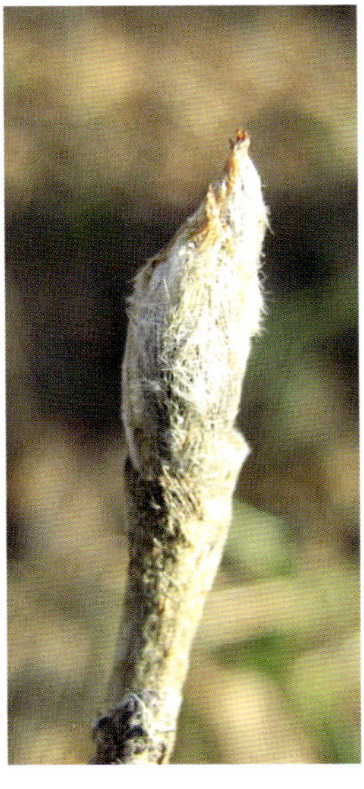

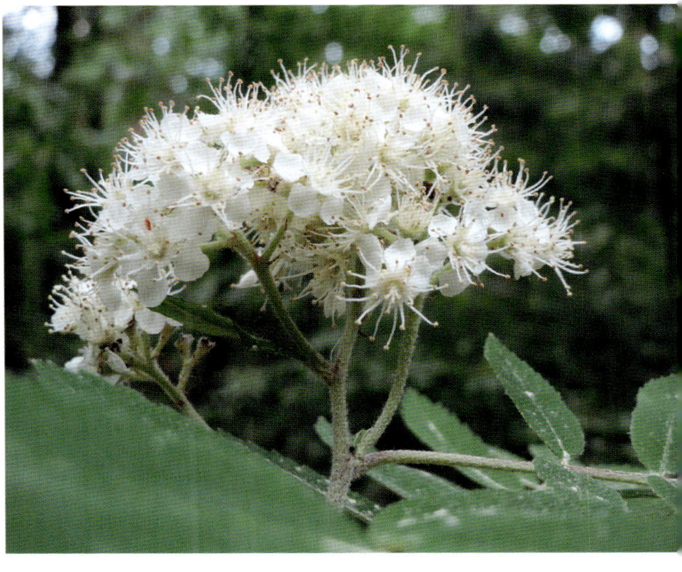

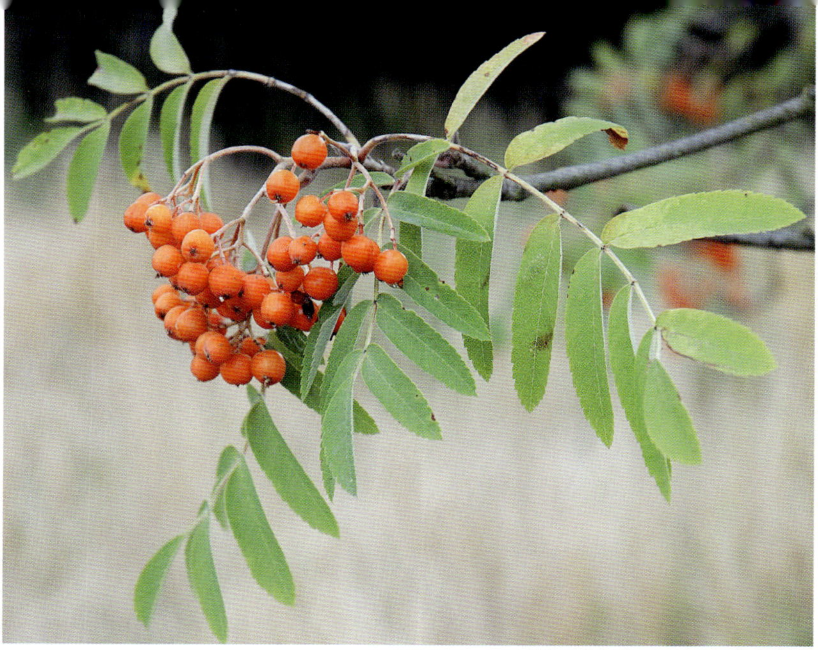

In der Gemmotherapie schätzt man die Eberesche wegen der vielen Inhaltsstoffe der Knospen: Gerbstoffe, ätherische Öle, Bitterstoffe, Trimethylamin, Anthocyane, Carotinoide, Pektine, die Vitamine B_2, B_5, B_6, Folsäure, Vitamin C und Vitamin E, sowie die Mineralien Eisen, Calcium, Kalium, Magnesium, Mangan, Phosphor, Schwefel und Zink, welches sehr wichtig ist zur Abwehr von Viren.

So erklären sich die wichtigen Wirkungen der Eberesche hinsichtlich eines erhöhten Augeninnendruckes (Glaukom) als auch zur Anregung der Lymphe und eines trägen Stoffwechsels sowie einer überlasteten Leber. Sie regt den Gallenfluss an, löst Verkrampfungen im gesamten Bauchraum und hilft Frauen ihre Regelbeschwerden deutlich zu mildern. Darüber hinaus stärkt sie unser Immunsystem und hat entzündungshemmende Eigenschaften. Auch bei Hämorrhoiden und Krampfadern hat sich die Eberesche bestens bewährt. Fälle von Besserung eines Tinnitus und eines Lymphödems konnten ebenso wie Mikrozirkulationsstörungen unter dem Einfluss des Gemmomittels konstatiert werden.

Fallbeispiel: **Erhöhter Augeninnendruck (Glaukom)**

Sieglinde ist eine 63-jährige Büroangestellte und leidet seit geraumer Zeit unter einem zunehmend unscharfen Sehen. Aus diesem Grunde kontaktierte sie einen Augenarzt, welcher bei ihr einen erhöhten Augeninnendruck auf beiden Augen feststellte: Rechtes Auge 25 mm Hg und linkes Auge 22 mm Hg. Seine Diagnose lautet Glaukom, zu Deutsch Grüner Star, eine Erkrankung des Auges infolge eines zu hohen Augeninnendruckes. Der Normwert des Augeninnendruckes liegt zwischen 10 bis 21 mm Hg.

Die Augentropfen des Augenarztes wollte die Patientin nicht nehmen, da sie nach Lesen des Beipackzettels Angst vor den Nebenwirkungen bekam und kontaktierte deshalb mich. Die Inhaltsstoffe der Eberesche sind in der Lage auf natürliche Weise den Augeninnendruck zu senken. Die in der Gemmotherapie schon seit über 50 Jahren bewährte Eberesche rezeptierte ich mit täglich dreimal drei Sprühstöße in den Mund (oder 2 × 2 ml, entspricht 2 × 40 – 50 Tropfen).

Anfangs bemerkte die Patienten oftmals für wenige Sekunden einen „unscharfen leicht verschwommen“ Blick. Ich deutete dieses als Regulationsreaktion des Auges. Nach 12 Wochen stellte sich Sieglinde erneut beim Augenarzt vor. Dieser führte eine erneute Augeninnendruckmessung durch. Sein Resultat kann sich zeigen lassen: Rechtes Auge: 19 mm Hg und linkes Auge 16 mm Hg. Somit lag der Augeninnendruck bei beiden Augen im Normbereich. Sowohl Arzt als auch Patientin freuten sich.

Für den Alltag heißt es jedoch für Sieglinde die Eberesche weiterhin anzuwenden, jedoch mit reduzierter Dosierung. Dreimal ein Sprühstoß in den Mund oder 1 × 1 ml, entspricht 1 × 20 – 25 Tropfen. Regelmäßige Augenarztkontrollen bestätigten eine gute Einstellung. Würde der Augeninnendruck wieder steigen, so würde auf die ursprüngliche Dosierung zurückgekehrt werden. Wenn über eine längere Zeit der Augeninnendruck stabil bleibt, beendet man die Einnahme.

Schwarzerle
(Alnus glutinosa)

Die Schwarzerle, in manchen Gebieten auch als Roterle (das frisch geschnittene Holz färbt sich rot), Eller oder Else bezeichnet, gehört zur Familie der Birkengewächse *(Betulaceae)* ist in ganz Europa verbreitet bis auf den Norden Skandinaviens und Island. Sie erreicht eine Wuchshöhe von bis zu 120 Metern und ein Alter von maximal 120 Jahren, was im Vergleich zu anderen Bäumen wenig ist. Man findet sie bevorzugt in Sumpflandschaften, in Auenwäldern und an Mooren und sie liebt die Sonne. Die Erle ist wie die Chinarinde fiebersenkend und wird daher oft auch als „einheimische Chinarinde" bezeichnet.

Als Gemmomittel kann die Schwarzerle bei allen akut entzündlich eitrigen als auch chronischen Prozessen zum Einsatz kommen, stärkt die Nebennieren, denn das Nebennierenhormon ist stark entzündungshemmend und verbessert darüber hinaus die Durchblutung des Gehirns sowie des ganzen Kopfbereiches. So wird die Schwarzerle generell als Drainage- und Entgiftungsmittel eingesetzt, welche den Blut- und Lymphfluss anregt und Stoffwechselendprodukte vermehrt abtransportiert und damit einem Alterungsprozess entgegenwirkt, da sie auch einen Harnsäureüberschuss senkt.

Untersuchungen haben ergeben, dass die Schwarzerle reich an Gerbstoffen, β-Sitosterol, Flavonoiden, Harzen, Triterpensäuren, Salicin ist sowie die Mineralien Kieselsäure, Kupfer, Mangan und Magnesium beinhaltet als auch Enzyme.

In der Gemmotherapie hat sich beim Normaldruckglaukom (Grüner Star) die Schwarzerle bewährt. Zuerst eine kurze Erklärung was der Unterschied zwischen einem Glaukom (Grüner

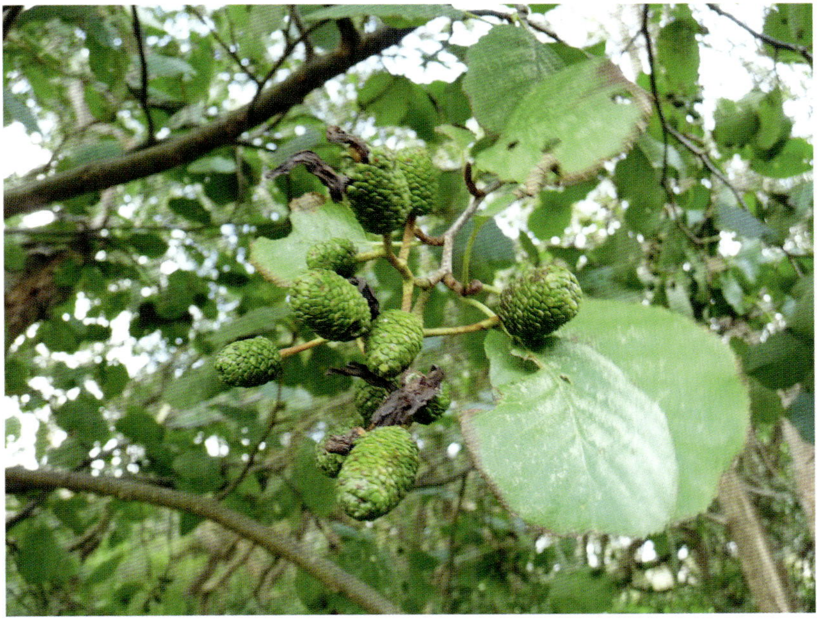

Star) mit erhöhten Augeninnendruckwerten über 21 mm Hg (Normwert: 11 bis 21 mm Hg) und Normaldruckglaukom ist.

Beim typischen Grünen Star steigt der Augeninnendruck deutlich an. Im Gegensatz dazu ist beim Niederdruckglaukom (veralteter Begriff) oder Normaldruckglaukom keine Erhöhung des Augeninnendruckes feststellbar, sondern es handelt sich dabei um eine generelle Durchblutungsproblematik, doch liegen dieselben klassischen Symptome einer Grüner-Star-Erkrankung vor: Extrem harter Augapfel, gerötetes Auge und Schwellung der Hornhaut. Der Betroffene nimmt einen Schleier oder regenbogenartige Ringe um die Lichtquelle wahr. Neueste Untersuchungen konnten aufzeigen, dass in Europa nahezu die Hälfte der diagnostizierten Glaukome Normaldruckglaukome sind, in Japan steigt die Zahl der Fälle sogar auf 90 Prozent an. Manche Patienten haben neben dem Normaldruckglaukom auch Migräne und Tinnitus.

Fallbeispiel: **Normaldruckglaukom**

Lina ist eine 73-jährige pensionierte Sekretärin einer großen Goldschmiedefirma. Bei einer Routineuntersuchung beim Augenarzt fand sich bei ihr ein Normaldruckglaukom. Die vom Arzt verordneten Medikamente wollte Lina wegen den im Beipackzettel aufgeführten Nebenwirkungen nicht anwenden und fragte um einen Alternativen Therapievorschlag.

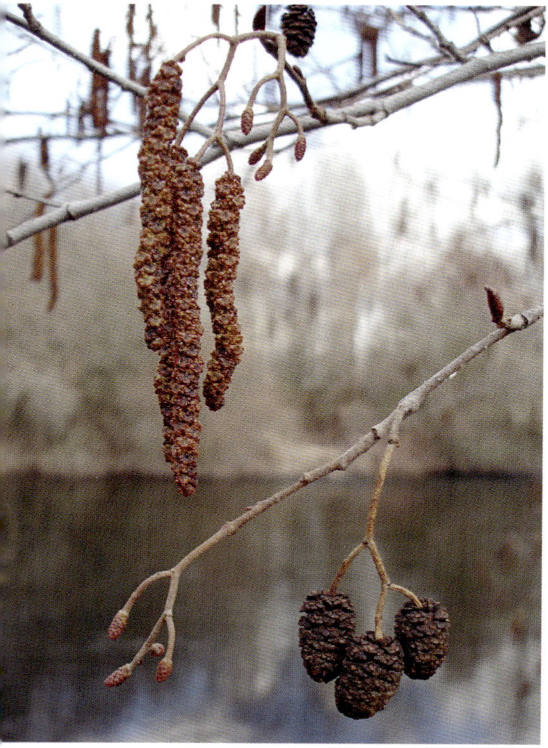

Die Schwarzerle wurde mit einer Anfangsdosierung von 3 × 30 Tropfen über sechs Wochen gestartet und dann zum Erhalt auf 3 × 20 Tropfen täglich für Monate reduziert.

Halbjährliche Augenarztkontrollen belegten die gute Wirkung der Schwarzerle: Die bereits vor der Behandlung eingetretenen Gesichtsfeldausfälle wurden nicht größer, sondern nahmen peu à peu sogar ab. Durch die Perimetrie konnte das vom Arzt dokumentiert werden. Auch nahm die Papillen Eindellung (Exkavation) des Sehnervenkopfes nicht zu, sondern tendenziell eher ab oder der Zustand blieb zufriedenstellend stabil. Mittlerweile nimmt die Patientin das Gemmomittel im dritten Jahr. Der Augenarzt war mit dem bisherigen Verlauf sehr zufrieden.

Weißdorn
(Crataegus monogyna + oxyacantha)

In ganz Mitteleuropa, Asien und Nordafrika findet sich an Waldrändern, als Hecken auf dem freien Feld oder in Gärten der Weißdorn. Botanisch gesehen gehört der Weißdorn wie die Eberesche zur Familie der Rosengewächse (Rosaceae) und kann bis zu 500 Jahre alt werden und eine Wuchshöhe von 10 Metern erreichen. Im Herbst bildet er scharlachrote Fässchen förmige Früchte, die weit in die Gegend leuchten. Die Zweige haben Dornen und bieten Vögeln und kleinen Säugetieren Schutz.

In der Mythologie findet sich der Weißdorn sogar in den Geschichten des „Heiligen Gral" wieder. Aus dem Wanderstab des heiligen Josef von Arimathäa oder Arimathia soll ein Weißdornbusch aufgegangen sein von dem sich jedes Jahr zu Weihnachten

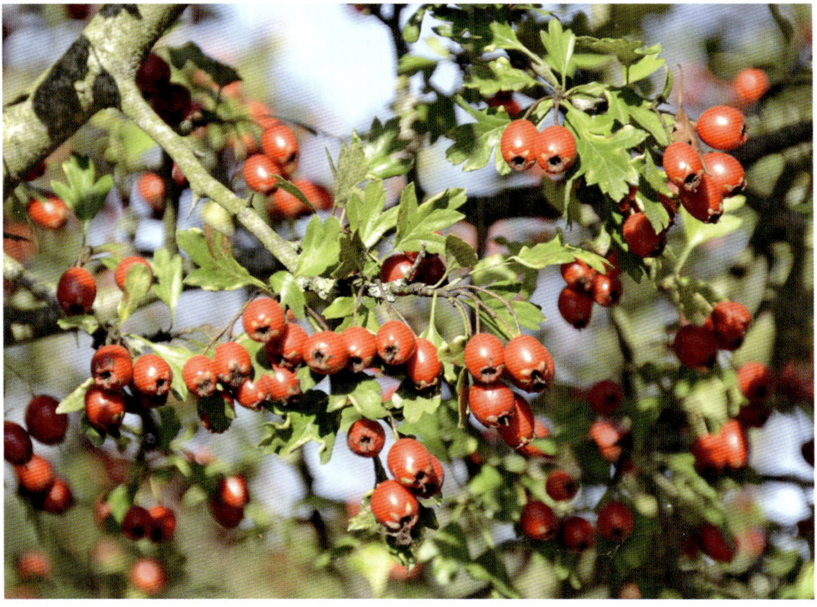

König Artus einen blühenden Zweig hat bringen lassen. Der heilige Josef hat einer Legende zufolge das Blut Christi in einem Kelch aufgefangen, in jenem Kelch des letzten Abendmahls.

Der Name „Crataegus“ leitet sich vom Griechischen Adjektiv „kateros“ ab, was so viel wie „stark oder vermögend“ bedeutet. Schon früh erkannten die Menschen seine herzstärkenden Eigenschaften und setzten ihn als Kräftigungselixier ein. Auch bremst er den Alterungsprozess und reguliert nicht nur den Herzrhythmus und den Blutdruck, sondern wirkt auch einer Herzneurose und Herzpalpitationen („spürt das Herz schlagen“) entgegen. Er verbessert die Durchblutung des Herzmuskels und versorgt ihn mit mehr Sauerstoff. Ebenso verfügt er über Eigenschaften, die der Blutverklumpung (Thrombozyten Aggregation) entgegenwirken und kann Ängste und negative Verstimmungen verstreiben. Sehr bewährt hat er sich bei Nervosität und Schlafstörungen als auch bei einer psychovegetativen Labilität mit Kreislaufkollaps vornehmlich in der heißen Jahreszeit.

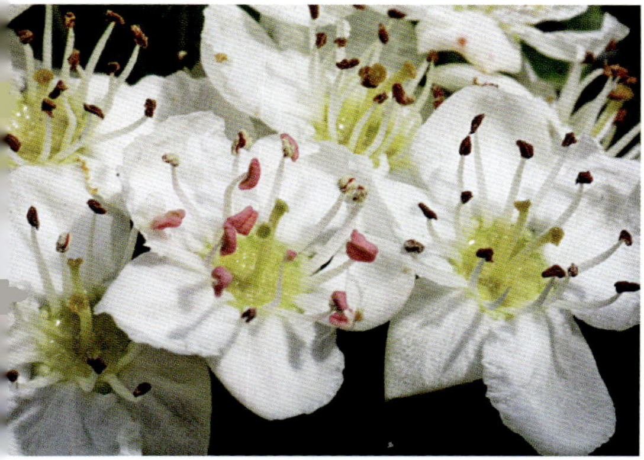

Der Weißdorn ist reich an Procyanidinen, Flavonoiden, Acetylcholin, Bitterstoffen, den Mineralien Magnesium, Eisen, Selen, Kieselsäure, Calcium, Kalium als auch den Vitaminen B_1, B_2, B_3 und Vitamin C sowie Enzymen.

Beide bei uns heimischen Weißdornformen Crataegus monogyna (eingriffelig und wuchskräftiger) und oxyacantha (zweigriffelig) können identisch Verwendung finden.

Fallbeispiel:
Herzbeschwerden infolge von Überarbeitung

Helga arbeitet seit 40 Jahren in einem papierverarbeitenden Betrieb. Jetzt durch die Corona-Pandemiezeit war zuerst Kurzarbeit angesagt und danach kamen wieder sehr viele Aufträge rein. Der Stress war groß, denn auch während der Arbeitszeit war eine Bedeckung von Nase und Mund vom Chef angeordnet. Dazu die trockene Luft in den Arbeitshallen. Oftmals musste sich Helga am Nachmittag zwischendurch hinsetzen, weil es ihr schwindelig wurde und sie ihr Herzschlagen (Herzpalpitation) spürte. Beim Kardiologen hat sie nach sechs Wochen einen Termin zur Abklärung bekommen. Sie ist vom Herz her gesund. Nur die stressige Arbeit und das beschränkte Ausatmen bewirken bei ihr diese Symptome.

Schüßler-Salz Nr. 7 Magnesium phosphoricum D6 mit sechs Tabletten täglich brachte ihr zwar eine Verbesserung, aber bisher keine Befreiung von ihren Beschwerden. Da schon unser Dichterfürst Johann Wolfgang von Goethe (1749–1832) den Weißdorn bei banalen Erkrankungen des Herzens lobte, setzten wir unsere Hoffnung darauf.

Von dem Gemmomittel Weißdorn rezeptiere ich ihr täglich dreimal drei Sprühstöße in den Mund (oder 2 × 2 ml, entspricht 2 × 40 – 50 Tropfen).

Anfangs bemerkt die Patientin eine rasche Verbesserung, welche sie nicht glauben kann, dass ein Gemmomittel solch eine Heilkraft besitzt. Innerhalb einer dreiwöchigen Anwendungszeit war Helga völlig beschwerdefrei. Die Flasche war nach vier Wochen leer und danach bemerkte sie eine schleichende Verschlechterung ihres Zustandes. Helga rief mich an und ich empfahl ihr das Mittel einfach nochmals für weitere vier Wochen einzunehmen. Interessanterweise waren die Schwindelbeschwerden und die Herzpalpitationen wieder restlos verschwunden und blieben es auch. Der Weißdorn beseitigte durch seine regulativen Heilkräfte die Symptome.

Zitronenbaum
(Citrus limon)

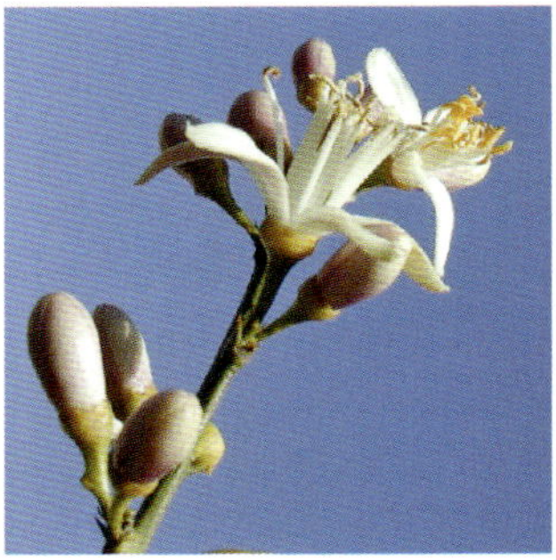

Der Zitronenbaum kann eine Wuchshöhe von 5 bis 7 Metern und ein Alter von 100 Jahren erreichen und ist ein immergrüner Baum, welcher weltweit viele Menschen oftmals sehr verblüfft. Er bildet das ganze Jahr über stark duftende Blüten aus und bringt zeitgleich unterschiedlich reife länglich-ovale Früchte mit gelber oder grün-gelber Schale hervor. Botanisch betrachtet gehört er zur Familie der Rautengewächse *(Rutaceae)* und es handelt sich um eine Gruppe von Sorten, die aus einer Kreuzung zwischen Bitterorange *(Citrus x aurantium)* und Zitronatzitrone *(Citrus medica)* aller Wahrscheinlichkeit im Norden Indiens entstanden sind. Um das Jahr 1.000 sind die ersten sicheren Nachweise sowohl in China als auch im Mittelmeerraum zu finden.

Er ist reich an ätherischen Ölen, Flavonoiden, Bitterstoffen, Cumarinen sowie den Mineralien Calcium und Magnesium und verfügt darüber hinaus neben den Vitaminen A, B_1, B_2, B_3 und C auch über Enzyme.

Das befähigt ihn in der Gemmotherapie bei allen Formen der Übersäuerung des Gewebes eingesetzt zu werden. Er wirkt blutverdünnend und beugt Thrombosen vor und kann mitunter Ablagerungen an den Gefäßwänden, auch am Herzen wieder auflösen. Neben seiner herzstärkenden Wirkung ist er gerade nach einem Herzinfarkt sehr zu empfehlen. Wer an Krampfadern leidet oder erhöhte Blutfett- und Harnsäurewerte hat, profitiert durch die Anwendung des Zitronenbaums. Er fördert

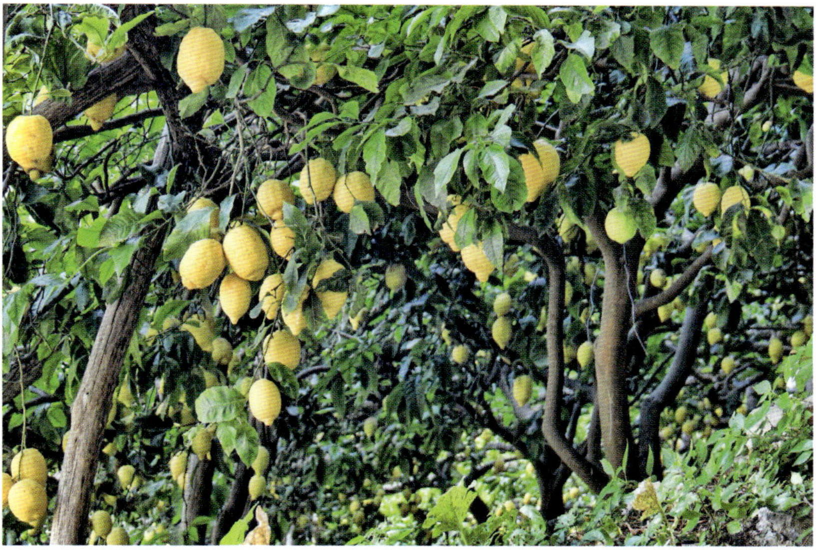

darüber hinaus den Tag-Nacht-Rhythmus, harmonisiert den Schlaf und kräftigt das Nervensystem. Menschen mit einem schwachen Nervensystem oder mit Tics (Zuckungen), depressiver Verstimmung als auch Kopfschmerzen / Migräne mit oder ohne funktionellen Magen-Darm-Beschwerden oder Atembeschwerden können mit diesem Gemmomittel eine Umstimmung und in den meisten Fällen eine Heilung einleiten.

Fallbeispiel:
Übersäuerung mit unterschiedlichen Beschwerden

Kathrin ist Leiterin einer Kantine eines großen staatlichen Unternehmens und arbeitet nicht selten mehr als 60 Stunden die Woche. Wenn sie abends nach der Arbeit heim kommt ist sie oft völlig erschöpft. Geht sie dann ins Bett, kann sie dennoch nicht einschlafen. Sie hatte sich beim Hausarzt schon vor Wochen durchchecken lassen, doch der konnte nichts Gravierendes finden, außer dass ihre Cholesterinwerte und der Harnsäurewert im Blut erhöht waren. EKG war unauffällig, ebenso auch die anderen Laborwerte.

Die Schilddrüse kann, wenn sie sich in einer Überfunktion (Hyperthyreose) befindet, ebenso Schlafstörungen auslösen, doch dies wurde schon vor einem halben Jahr beim Endokrinologen abgeklärt. Der Endokrinologe ist der Facharzt für unsere Hormondrüsen im Körper.

Offensichtlich ist Kathrin organisch gesund und dennoch fühlt sie sich nicht wohl. Nach solch einem anstrengenden Arbeitstag steht sie am nächsten Morgen auf „als ob sie durch den Fleischwolf gedreht wurde", waren ihre eigenen Worte als sie bei mir in der Ordination saß.

Wir führten bei der Patientin ein Urin-Tagesprotokoll durch. Dabei wird bei jedem Toilettengang der pH-Wert des Urins gemessen. Dieser sollte zwischen 9 und 18 Uhr bei 7 oder höher liegen. Leider waren die Messwerte bei meiner Patientin um die 5 – 5,5. Somit hatten wir den Hinweis, dass die Dame völlig übersäuert ist. Was tun?

Neben einer „Vitalstoffreichen Vollwertkost nach Dr. Max Otto Bruker" mit viel basischen Anteilen in Form von Gemüse und Frischkost bekam die Patientin von mir aus der Gemmotherapie den Zitronenbaum rezeptiert. Er zeichnet sich darin aus, dass er nicht nur dazu beitragen kann, dass sich unser Säure-Basen-Haushalt im Körper verbessert, sondern auch unser Nervenkostüm gestärkt wird und ein gestörter Schlaf wieder ins Gleichgewicht zurückfindet.

Kathrin sollte den Zitronenbaum mit einer Anfangsdosierung von 3 × 20 – 30 Tropfen über sechs Wochen starten und dann zum Erhalt auf 3 × 20 Tropfen täglich für Monate reduzieren. Schon nach 5 Wochen kam die Rückmeldung, dass sie sich wohler fühle und der Schlaf sich gebessert hätte. Das freut uns und bestärkt die Patienten „am Ball zu bleiben", um die Therapie mit dem Zitronenbaum konsequent fortzuführen. Nach 12 Wochen hatte Kathrin keine Beschwerden mehr. Der Schlaf war gut und bei einer Kontrolluntersuchung beim Hausarzt befanden sich sowohl die Cholesterin- als auch die Harnsäurewerte im Blut im Normbereich. Kathrin war mit der Gemmotherapie sehr zufrieden.

Blutroter Hartriegel
(Cornus sanguinea)

Im Herbst und Winter fällt seine tiefrot gefärbte Sprossachse, die bis sechs Meter hoch werden kann, jedem Spaziergänger gleich ins Auge. Der blutrote Hartriegel kommt in ganz Europa als auch in Kleinasien an Waldrändern oder an Fließgewässern vor und ist botanisch der Familie der Cornaceae, den Hartriegelgewächsen zugeordnet. Hierzu gehört auch die beliebte Kornelkirsche (Cornus mas) mit ihren goldgelben Blüten.

Beide Vertreter lieben lehmig, kalk- und nährstoffreiche Böden. Heutzutage finden wir diese Gewächse als Ziergehölze in Garten- und Parkanlagen. In der Korbflechtkunst werden die roten Zweige des Hartriegels dekorativ mit eingebunden. Alle Pflanzenteile außer den schwarzen Steinfrüchten beinhalten ein schwaches Gift mit dem Namen Cornin. Roh sind diese sehr Vitamin C haltigen Früchte ungenießbar, doch gekocht können sie zu Marmelade verarbeitet werden.

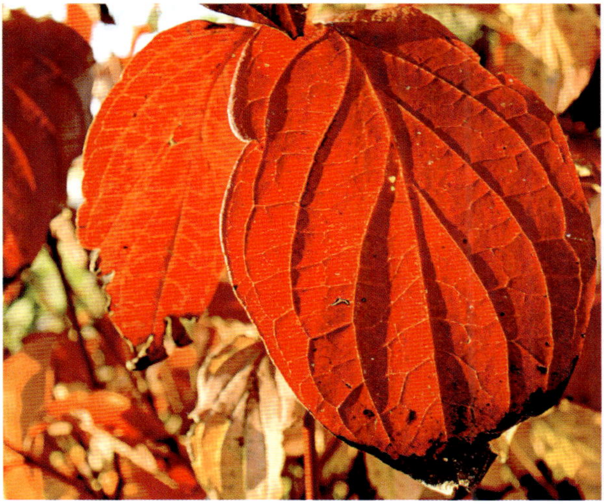

Die Rotfärbung der Blätter im Herbst gab dem Roten Hartriegel seinen Namen

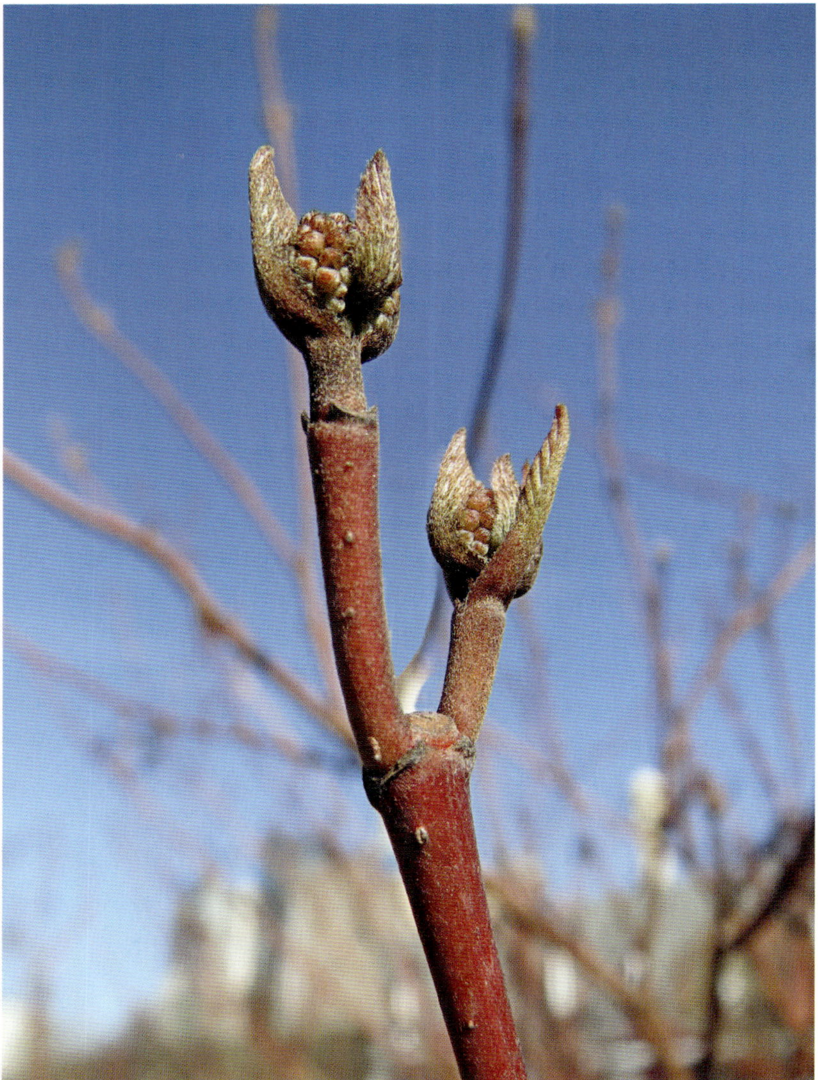

Die tiefrot gefärbte Sprossachse des blutroten Hartriegel fällt besonders im Herbst und Winter auf.

Bemerkenswert sind seine Knospen, welche den Winter „unbekleidet" überstehen und im Fachjargon deshalb auch Nacktknospen heißen. Neben Vitamin A und C sind die Knospen reich an Eisen, Kalium, Calcium sowie Magnesium und verfügen neben Enzymen über Gerbstoffe (u. a. Gallussäure) und Polyphenole (u. a. Ellagsäure) als auch Flavonoide (gelbe Farbstoffe), Anthocyane (rote Farbstoffe), dem entzündungshemmenden Salicin und Cornin.

Aufgrund dieses großen Inhaltsspektrums verfügt der blutrote Hartriegel über außergewöhnliche Heilkräfte. So ist er entzündungshemmend zum Beispiel bei einer Herzmuskelentzündung als auch blutverdünnend und kann bei einer Schilddrüsenüberfunktion ausgleichend und harmonisierend wirken. Darüber hinaus regt der Hartriegel die Bildung von roten Blutkörperchen an und verbessert die Situation einer Blutarmut (Anämie).

Sehr bewährt seit Jahrhunderten sind seine Eigenschaften, das Herz und den Kreislauf zu stärken im Sinne eines Tonikums. Gerade nach einem Herzinfarkt profitieren die Menschen im Rahmen ihres rascheren Genesungsverlaufs davon. Die Pulsfrequenz normalisiert sich und der Herzmuskel entspannt auf natürliche Weise. Vornehmlich bei Menschen, welche unter einer Brustenge (Angina pectoris) leiden, haben einen großen Nutzen vom Hartriegel. Bitte lassen Sie sich zuvor vom Herzspezialisten untersuchen. Wenn plötzlich eine Brustenge auftritt, rufen Sie einen Notarzt!

Immer wieder im Praxisalltag erlebe ich es, dass trotz chemischer Herz-Präparate bei meinen Herzpatienten funktionelle Beschwerden auftreten können, und hier hat sich der Hartriegel als Ergänzung sehr gut bewährt. 3 – 6 × täglich 20 bis 30 Tropfen oder 3 – 6 × täglich 2 – 3 Sprühstöße in den Rachen gesprüht, können oftmals die Wende einleiten.

Zusammen mit dem Schüßler-Salz Nr. 7 Magnesium phosphoricum D6 mit 3 – 6 × täglich 1 Tablette ist der Hartriegel eine ideale Kombination in der Langzeitbehandlung bei Menschen mit Herz- und Kreislaufbeschwerden.

Wir merken uns: Der blutrote Hartriegel ist in der Gemmotherapie das **Herz-Notfallmittel**.

Fallbeispiel: Herzschwäche nach grippaler Infektion

Ich berichte Ihnen hier von einer 56jährigen Näherin, welche nach einer schweren grippalen Infektion 2019 unter einer ausgeprägten Herzschwäche litt. Verschiedene Fachärzte wurden von ihr konsultiert und weder ein Reha-Aufenthalt noch eine Therapieoptimierung in einer Kardiologischen Universitätsklinik brachte eine Veränderung ihrer Beschwerden.

Betrachten wir zunächst die Vorgeschichte. Die Dame litt seit mehr als fünf Jahren unter einem Bluthochdruck und nahm deshalb Ramipril 5 mg morgens ein. Das Mittel wird zur Behandlung vom Bluthochdruck angewendet um das Risiko zu senken einen Herzinfarkt oder Schlaganfall zu erleiden. Nach der grippalen Infektion stieg der Blutdruck innerhalb weniger Tage an, so dass ihr der Hausarzt die Dosierung auf morgens und abends 5 mg Ramipril anpasste. Und da die Dame sehr unter einer Erschöpfung klagte vermutete er nach Auswertung des EKG-Befundes eine gewisse Herzschwäche diagnostiziert zu haben. Das Mittel kann auch bei einer Herzschwäche Anwendung finden.

Leider änderte sich nicht viel an der Leistungsfähigkeit der Dame. Sie fühlt sich schon am frühen Morgen schlapp und unausgeschlafen und kann nur noch begrenzt ihrer Arbeit nachgehen. Innerhalb eines Jahres hat sie die Arbeitszeit um 40 Prozent in Absprache mit ihrem Arbeitgeber reduziert. Eine zusätzliche Untersuchung an der Universität ergab eine latente Schilddrüsenüberfunktion. Offensichtlich wollte der Körper selbst die Leistungsminderung durch Ankurbeln des

Stoffwechsels via die Schilddrüse als regulierende Hormondrüse verbessern. Die gemessenen TSH-Werte in der Klink lagen bei 0,35 bis 0,39 mU/l (NW: 0,4 bis 4,0 mU/l). Liegt der Wert oberhalb von 4,0 mU/l spricht der Fachmann von einer beginnenden Unterfunktion der Schilddrüse. Unter dem TSH Wert versteht man einen Hormonwert, welcher die Schilddrüse stimuliert, also anregt.

Als die Patientin im Frühsommer 2023 mich erstmalig in meiner Ordination aufsuchte, beklagt sie eine große Erschöpfung und wollte eine natürliche Herzstärkung. Eine von mir durchgeführte Blutsenkung ergab deutliche erhöhte Wert von 29/48 mm (NW: unter 10/20 mm), welche mir anzeigte, dass sich irgendwo im Körper der Dame eine versteckte Entzündung befindet, die es gilt schleunigst zu behandeln. Immerhin dauert diese Entzündung offensichtlich seit vier Jahren an und wurde nie aufgedeckt und behandelt. Alle übrigen Laborparameter, welche eine Entzündung in einer Blutuntersuchung anzeigen können wie Leukozyten (weiße Blutzellen), C-reaktive Protein (CRP), Procalcitonin oder eine Veränderung der Elektrophorese lagen im Normbereich.

Der TSH-Wert lag bei 0,38 mU/l. In der Gesamtschau empfahl ich meiner Patientin aus der Knospenmedizin (Gemmotherapie) des Belgischen Arztes Dr. Pol Henry den blutroten Hartriegel (Cornus sanguinea) anfangs mit einer Dosierung von 5 × 20 – 30 Tropfen täglich.

Schon nach sechs Wochen fühlte sich meine Patientin deutlich besser. Wir gehen auf 3 × 20 Tropfen täglich zurück und setzen die Einnahme fort. Nach einem Zeitraum von 3 Monaten lag die Blutsenkung bei 9/18 mm und der TSH-Wert bei 0,9 mU/l. Die Patientin hatte mehr Lebensfreude, die immer wieder im Alltag plötzlich aufgetretenen Phasen des starken Herzschlages (Palpationen des Herzes) bleiben restlos aus und sie fühlte sich so leistungsfähig, dass sie wieder voll bei ihrer Arbeit tätig werden konnte.

Unter der Behandlung mit dem blutroten Hartriegel normalisierte sich der Blutdruck meine Patientin, so dass sie momentan nur 2,5 mg Ramipril am Morgen benötigt. Es gilt abzuwarten.

Kurzcharakteristik Knospenmedizin

Die Gemmoheilmittel regen den Zellstoffwechsel an und sorgen für eine Entfernung von Stoffwechselendprodukten, Schadstoffen und Umweltgiften aus dem Organismus.

Gemmotherapie hat eine schnelle und starke Wirkung und ist somit vor allem zur Symptombekämpfung und zur Akutbehandlung, aber auch begleitend zu konventionellen Medikamenten, Heilpflanzensäften, Schüßler-Salzen und homöopathischen Mitteln einsetzbar.

Allgemeine Dosierungsempfehlung:

3 × täglich 3 Sprühstöße in den Rachen oder
2 × täglich 2 ml bzw. 2 × täglich 40–50 Tropfen.
Kinder bis 12 Jahre je Lebensjahr 1 Tropfen 3 mal am Tag.

1 | **Schwarze Johannisbeere** *(Ribes nigrum)*

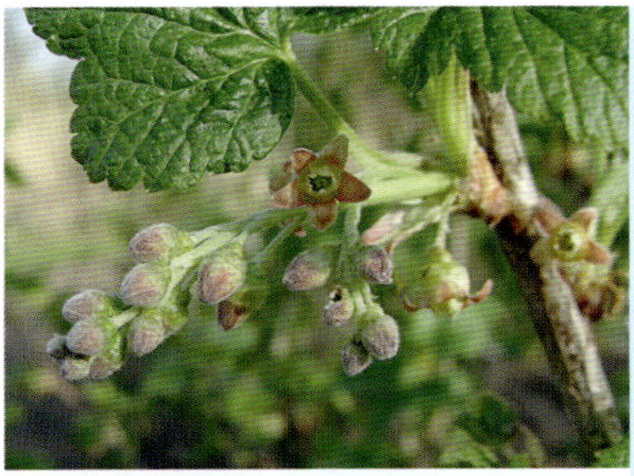

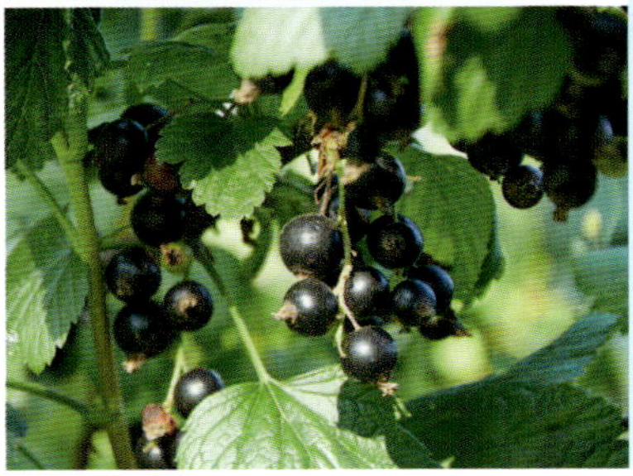

- ✓ **Das Hauptentzündungsmittel der Knospenmedizin von Kopf bis zum Fuß**
- ✓ **„Pflanzliches Cortison"**
- ✓ **Chronische Nasennebenhöhlenentzündungen und Rheumatische Beschwerden**
- ✓ **Silent Inflammation**
- ! **Vitamin C-haltig! Nicht zu spät am Abend einnehmen**

2 | Mammutbaum *(Sequoia gigantea)*

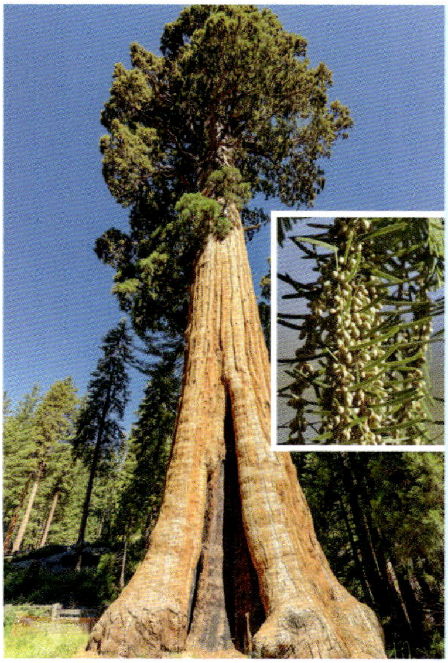

- ✓ Erschöpfungszustände
- ✓ Gedächtnisschwäche
- ✓ Depression
- ✓ Osteoporose
- ✓ Prostata- und Gebärmutterveränderungen

3 | Walnussbaum *(Juglans regia)*

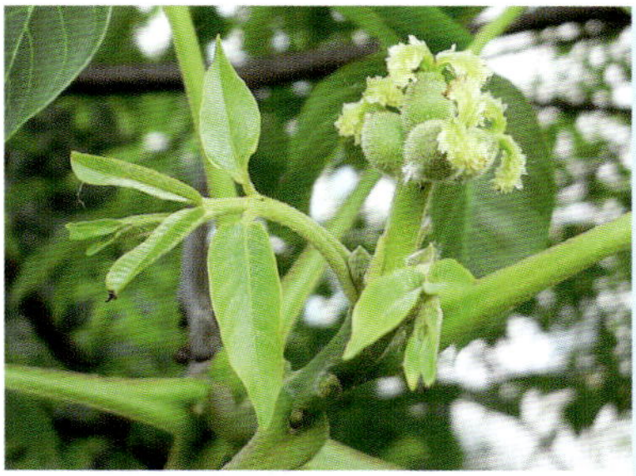

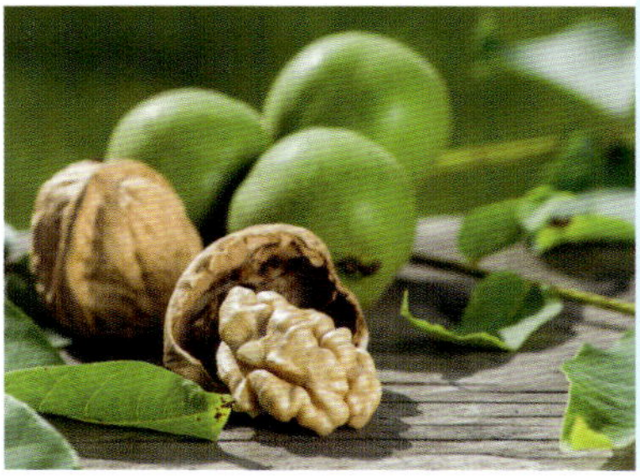

- ✓ Wirkt entgiftend und entzündungshemmend (Bakterien / Viren / Pilze)
- ✓ Bei sämtlichen Hauterkrankungen & Hautinfektionen
- ✓ Stärkt die Bauchspeicheldrüse
- ✓ Große lymphreinigende Wirkung
- ✓ Durchfälle

4 | **Olivenbaum** *(Olea europaea)*

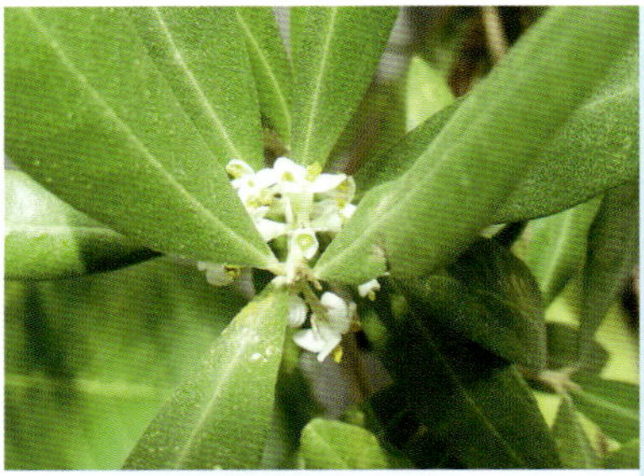

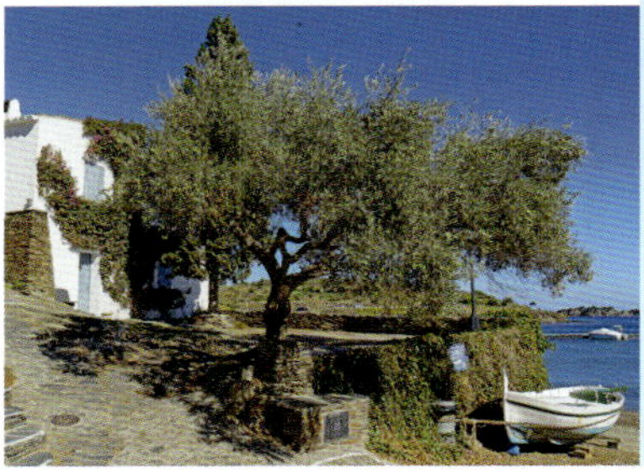

- ✓ **Optimiert die Blutfette und senkt einen erhöhten Blutzuckerwert**
- ✓ **Gefäßschutz**
- ✓ **Blutdrucksenkend**
- ✓ **Beugt Gefäßverkalkung vor**
- ✓ **Verbessert die Merkfähigkeit**

5 | **Himbeere** *(Rubus idaeus)*

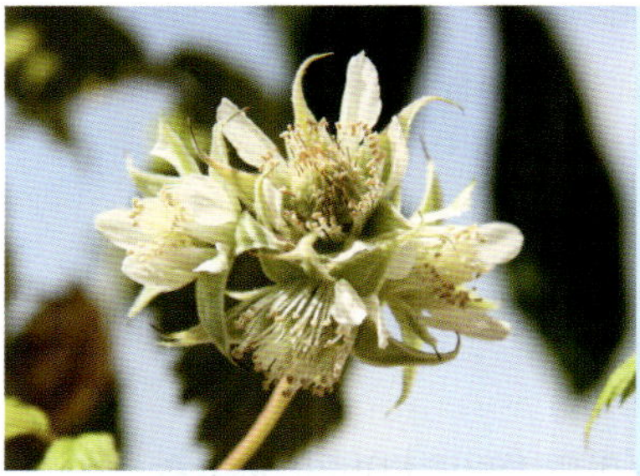

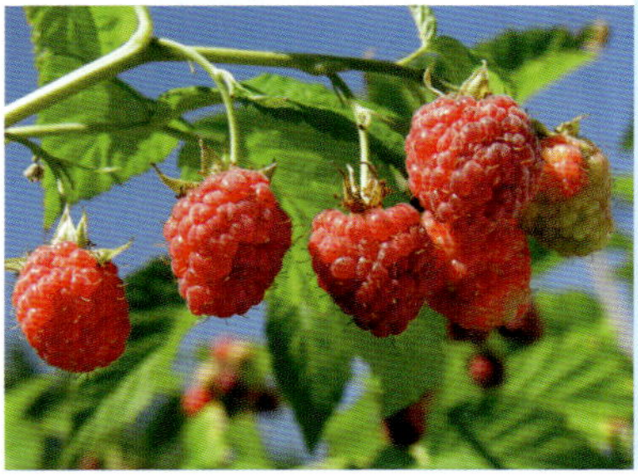

- ✓ **Das Entkrampfungsmittel der Knospenmedizin**
- ✓ **Hemmt Entzündungen**
- ✓ **Reguliert den weiblichen Zyklus**
- ✓ **Schmerzhafte Regelblutung**
- ✓ **Hitzewallungen**
- ! **Vitamin C-haltig ! Nicht zu spät am Abend einnehmen**

6 | Heckenrose *(Rosa canina)*

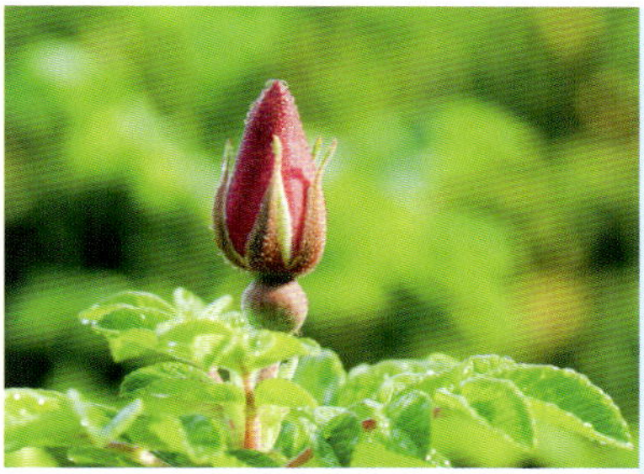

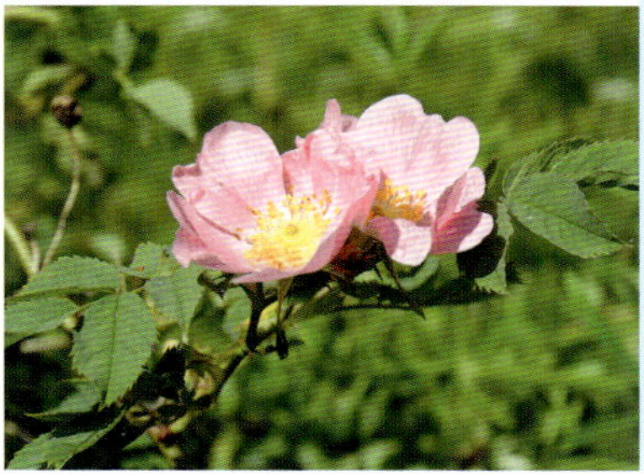

- ✓ Krampflösend und schmerzlindernd
- ✓ Osteoporose
- ✓ Rheuma und andere chronische Entzündungen
- ✓ Erkrankungen des HNO-Bereiches
- ✓ Warzen

7 | Preiselbeere *(Vaccinium vitis-idaea)*

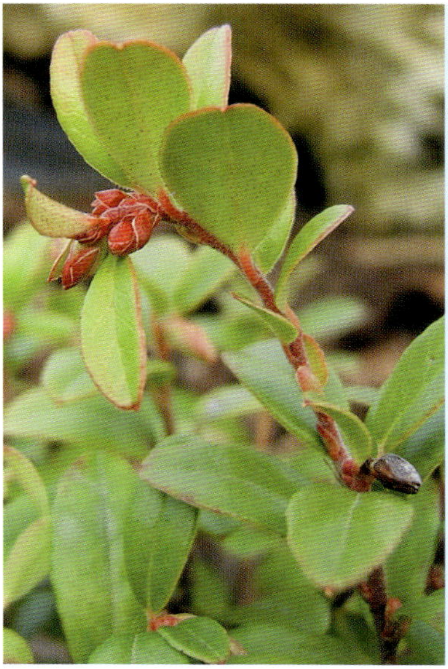

- ✓ Drainagemittel
- ✓ Allergien
- ✓ Durchfälle
- ✓ Osteoporose
- ✓ Chronische Entzündungen

8 | **Heidelbeere** *(Vaccinium myrtillus)*

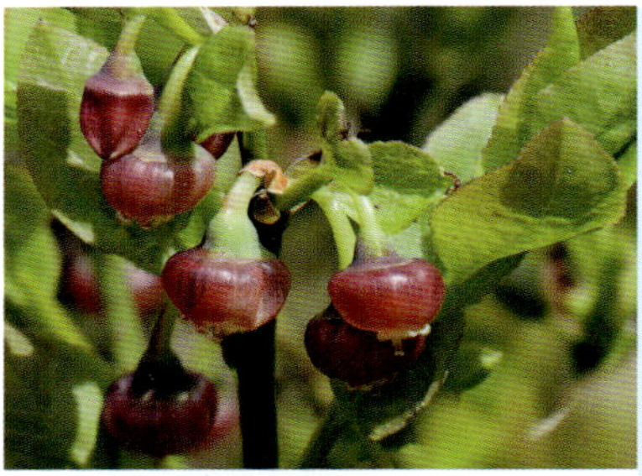

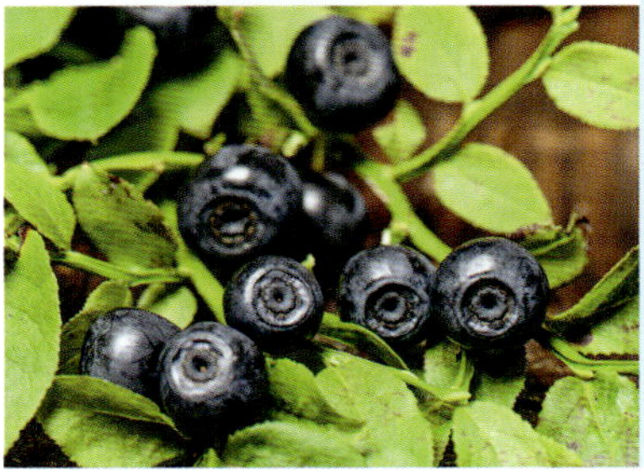

- ✓ Verbesserung der Sehkraft (Nachtsichtverbesserung)
- ✓ Verbesserung der Durchblutung in den feinen Gefäßen (Raynaud / Schwindel)
- ✓ Senkt erhöhte Blutzuckerwerte
- ✓ Beseitigt Gär- und Fäulnisprozesse
- ✓ Stärkt das Immunsystem

9 | **Weinrebe** *(Vitis vinifera)*

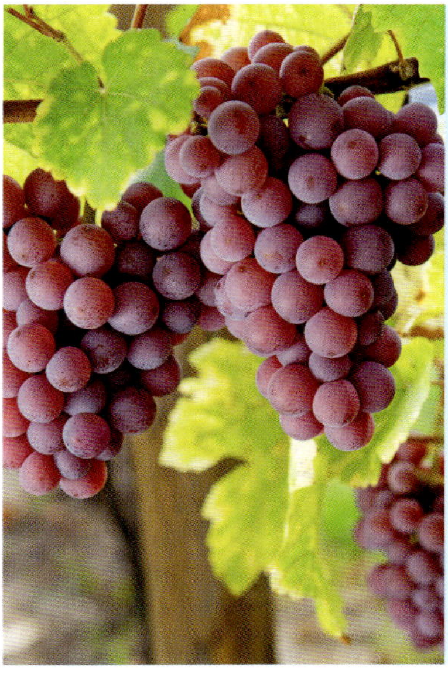

- ✓ Gelenkbeschwerden
- ✓ Depressionen
- ✓ Gewebswucherungen
- ✓ Beseitigt chronische und wiederkehrende Entzündungen
- ✓ Regt den Lymphabfluss an

10 | **Silberlinde** *(Tilia tomentosa)*

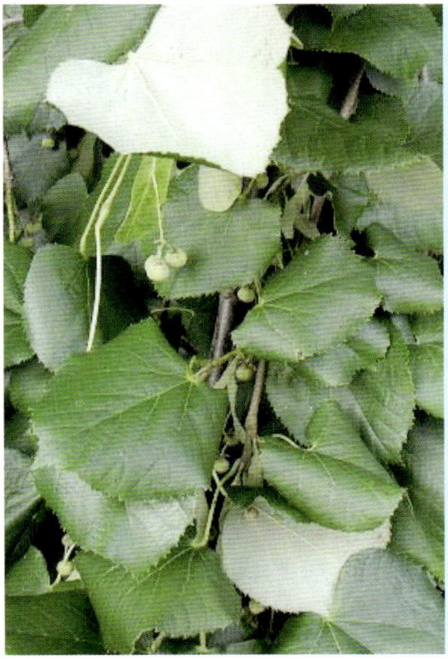

- ✓ Nervenstärkend
- ✓ Angstlösend
- ✓ Ein- und Durchschlafstörungen
- ✓ ADS / ADHS
- ✓ Melancholie

11 | **Feigenbaum** *(Ficus carica)*

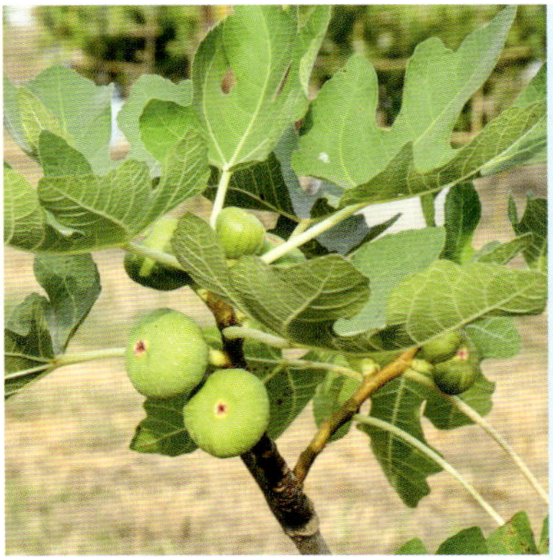

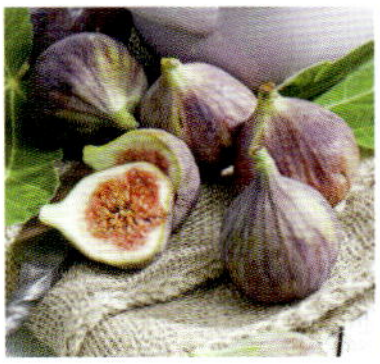

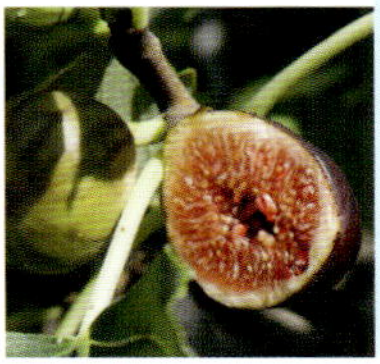

- ✓ Psychosomatische Erkrankungen
- ✓ Ängste und Zwänge
- ✓ Entzündungen im Magen-Darm-Trakt
- ✓ Bauchkrämpfe
- ✓ Beruhigende und ausgleichende Wirkung

12 | **Wacholder** *(Juniperus communis)*

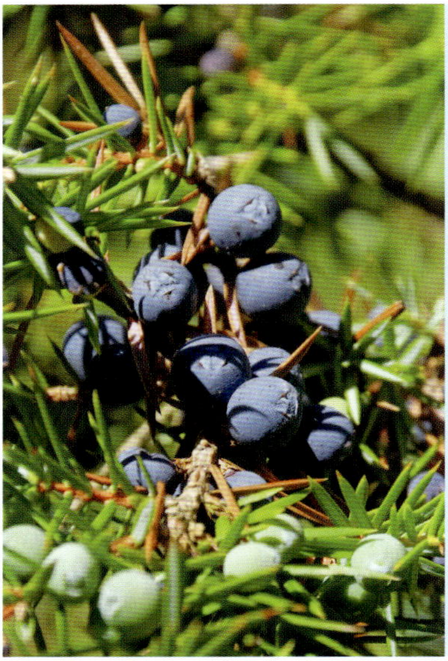

- ✓ Entzündungshemmend / antiallergisch
- ✓ Bei Rheumatischen Erkrankungen
- ✓ Senkt die Harnsäure und verbessert den Zuckerhaushalt
- ✓ Geschwüre am Unterschenkel
- ✓ Bei Leberzirrhose
- ! Nicht bei Schwangerschaft und Stillzeit anwenden!

13 | **Rosmarin** *(Rosmarinus officinalis)*

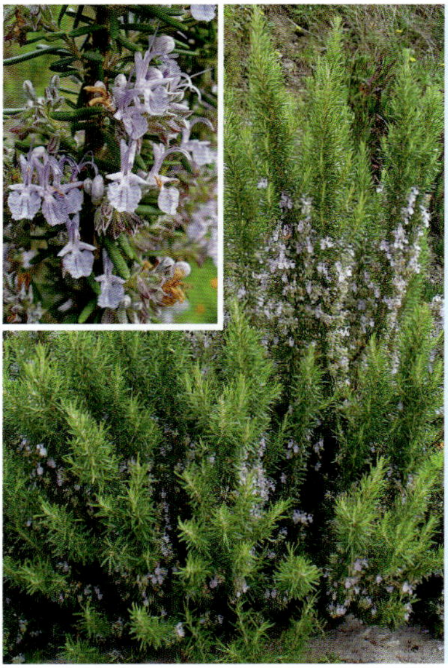

- ✓ Gedächtnis stärkend
- ✓ Stimmungsaufhellend
- ✓ Leberschutz (wichtig nach grippalen Infekten)
- ✓ Verringert die Gefahr der Blutplättchenverklebung
- ✓ Das Entgiftungsmittel der Knospenmedizin!
- ! Achtung, nicht bei Bluthochdruck und Epilepsie anwenden!

14 | **Esskastanie** *(Castanea vesca)*

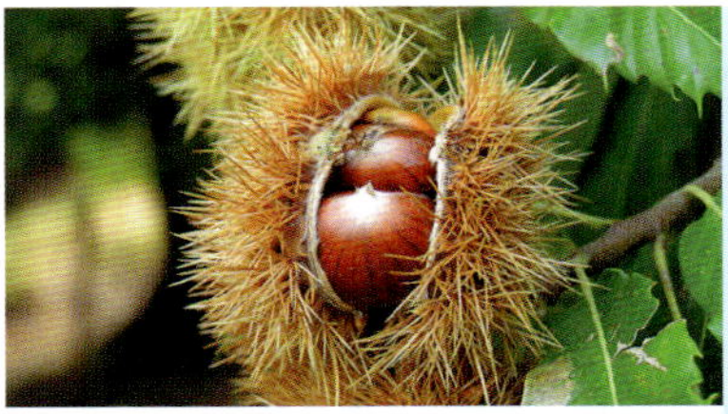

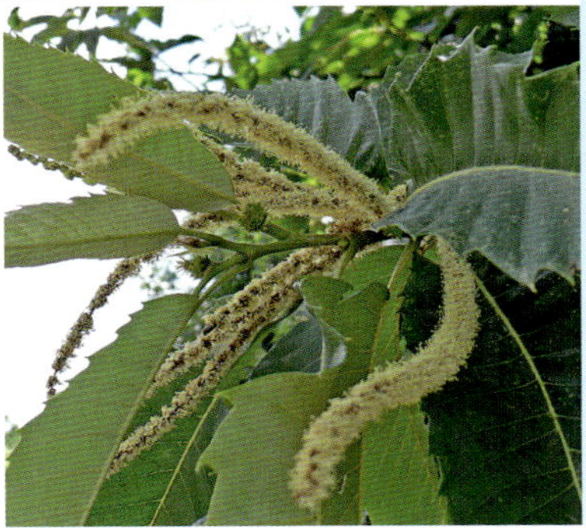

- ✓ **Abschwellende Wirkung bei Ödemen**
- ✓ **Anregung des Lymphabflusses**
- ✓ **Reduziert venöse Stauungen**
- ✓ **Krampfadern**
- ✓ **Bei Krebserkrankungen zur Verbesserung der allgemeinen Stoffwechsellage**

15 | **Wolliger Schneeball** *(Viburnum lantana)*

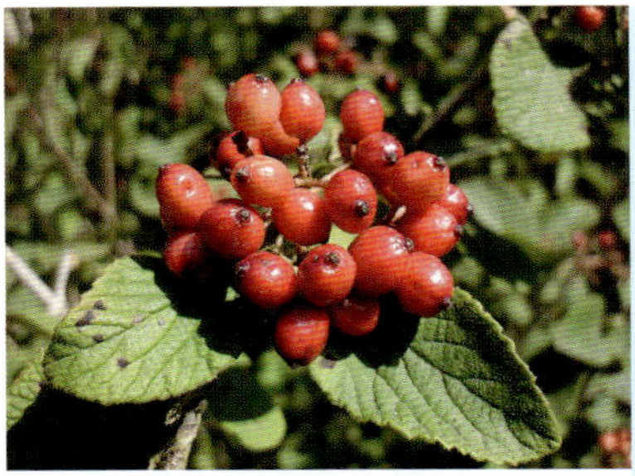

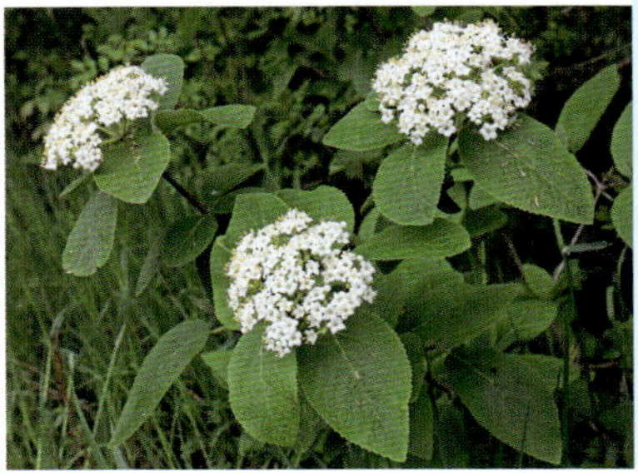

- ✓ **Allergisches Asthma und andere Allergien**
- ✓ **Bei Darmkrämpfen und Darmentzündungen**
- ✓ **Lang anhaltender Husten**
- ✓ **Vermindert Schleimbildung an den Schleimhäuten**
- ✓ **Fördert die Entspannung**

16 | **Edeltanne** *(Abies alba)*

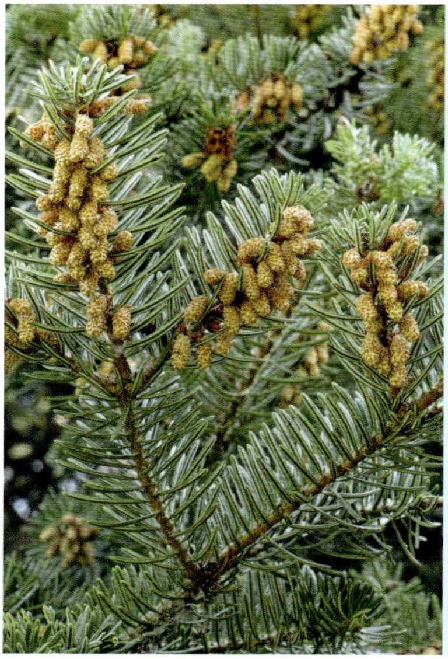

- ✓ Kopfschmerzen und Migräne, auch Muskelkrämpfe
- ✓ Wachstumsschmerzen bei Jugendlichen
- ✓ Verbessert die Blutneubildung
- ✓ Knochen- und Knorpelentzündungen / Knochenbrüche
- ✓ Morbus Scheuermann (Deformität des Rückgrates)

17 | **Stieleiche** *(Quercus robur)*

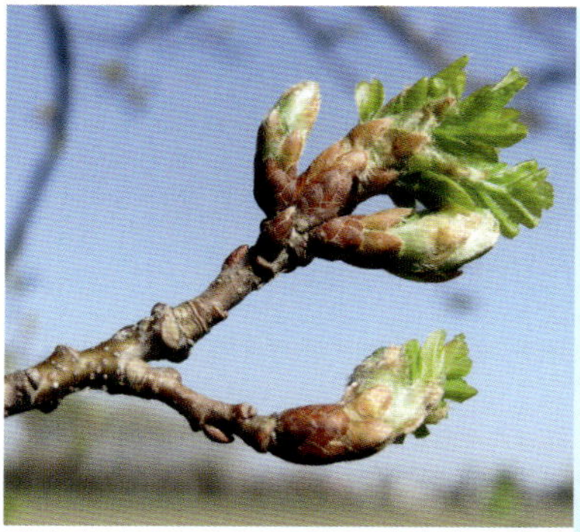

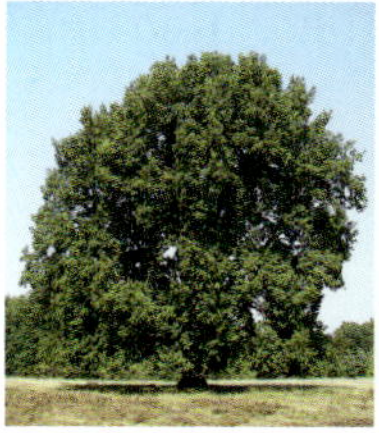

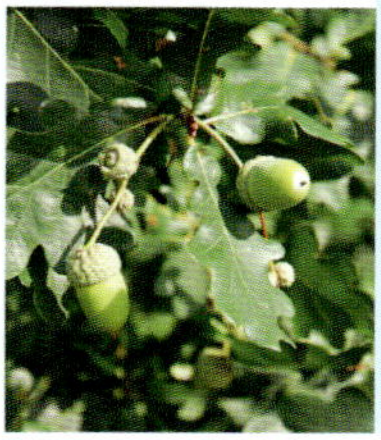

- ✓ Erhöht den Blutdruck !
- ✓ Stimuliert Nebennieren und Geschlechtsdrüsen
- ✓ Bei Entzündung der Haut und Schleimhaut (Akne, Furunkel, Herpesinfektion, Darm)
- ✓ Analprolaps
- ✓ Chronische Entzündungen / Allergien / Histaminosen

18 | **Haselstrauch** *(Corylus avellana)*

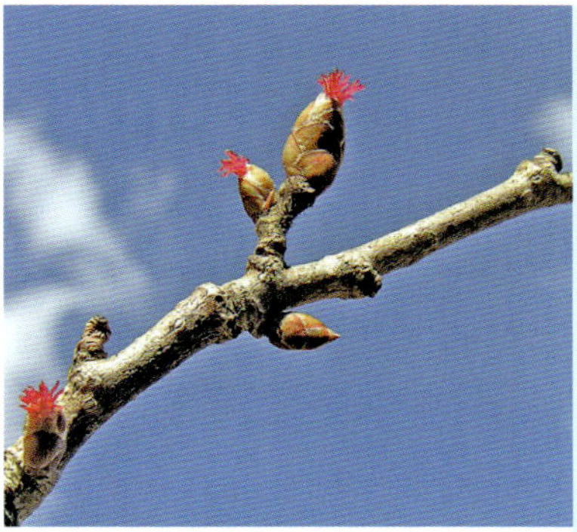

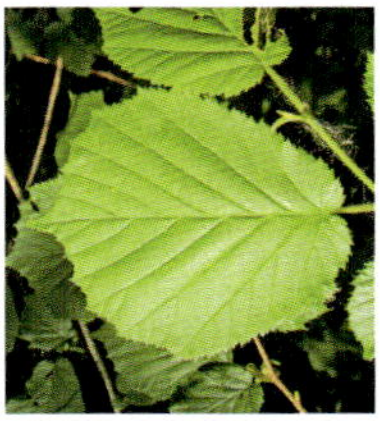

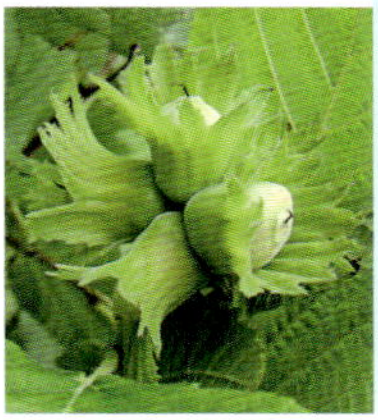

- ✓ Drainage- und Entsäuerungsmittel
- ✓ Verbessert Eiweiß- und Fettstoffwechsel
- ✓ Verbessert Fließeigenschaften des Blutes
- ✓ Stärkt das Nervensystem / Restless-Legs-Syndrom
- ✓ Leberzirrhose

19 | **Esche** *(Fraxinus excelsior)*

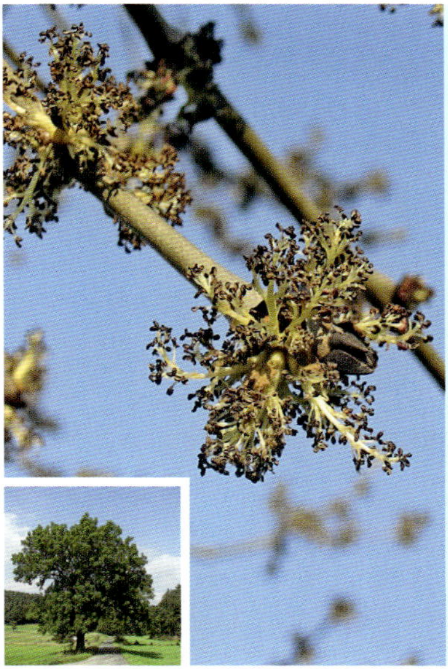

- ✓ Stoffwechselanregend und Ausscheidung fördernd (Übergewicht)
- ✓ Senkt Cholesterin- und Harnsäurewerte
- ✓ Bei Rheuma / Gicht und Knochenerkrankungen
- ✓ Entzündungshemmend und schmerzlindernd
- ✓ Regt Niere an und baut Ödeme ab

20 | Silberbirke *(Betula alba)*

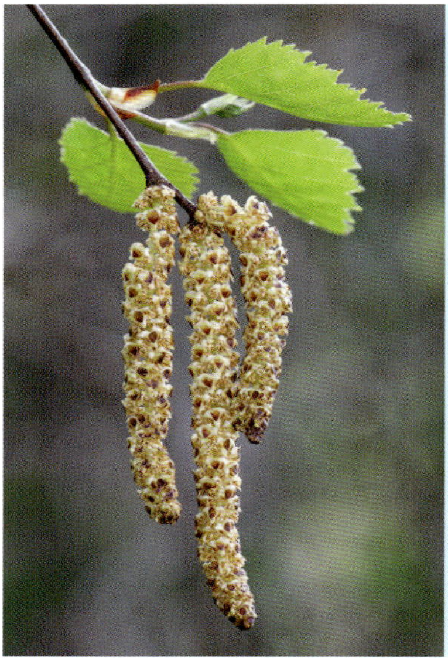

- ✓ Stoffwechsel- und Nierenanregende Wirkung
- ✓ Rheuma / Gelenkentzündungen
- ✓ Senkt Fieber und lindert Schmerzen
- ✓ Demenz / Impotenz / Depression
- ✓ Beginnende Schwerhörigkeit

21 | Eberesche *(Sorbus aucuparia)*

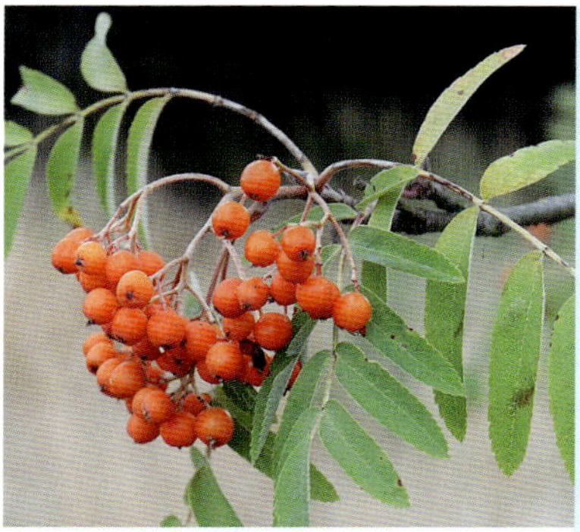

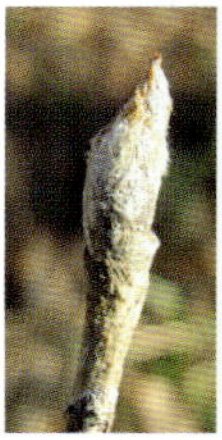

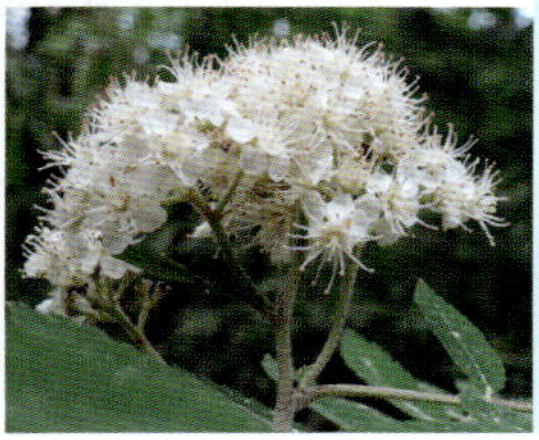

- ✓ Senkt erhöhten Augeninnendruck bei grünem Star (Glaukom)
- ✓ Regt die Lymphe und den Stoffwechsel an
- ✓ Stärkt das Immunsystem und wirkt entzündungshemmend
- ✓ Wirkt krampflösend im gesamten Verdauungstrakt als auch bei Regelbeschwerden der Frau
- ✓ Aktiviert die Lebertätigkeit und fördert den Gallenfluss

22 | **Schwarzerle** *(Alnus glutinosa)*

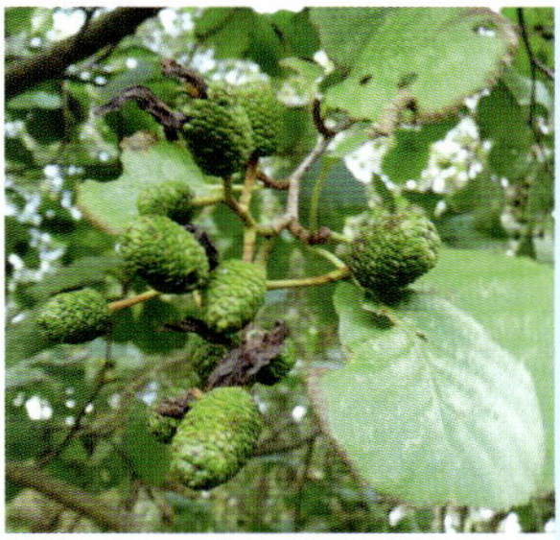

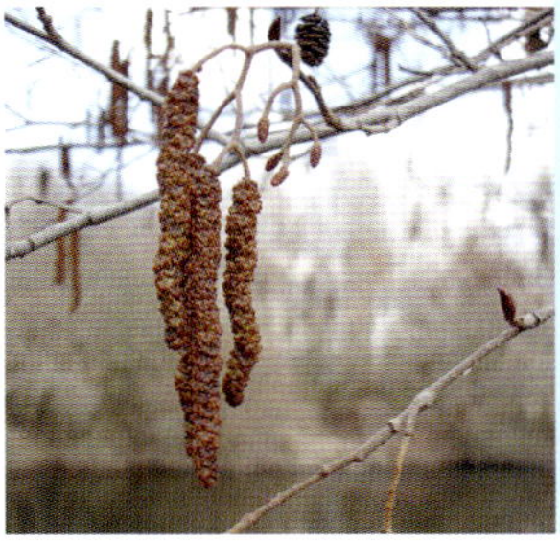

- ✓ Verbesserung der Durchblutung beim Normaldruckglaukom (Grüner Star)
- ✓ Verbessert die Durchblutung an der Netzhaut am Auge (Retina)
- ✓ Stärkt die Nebennieren und aktiviert die Bildung von Cortisol (Nebennierenhormon, das entzündungshemmend und belebend wirkt)
- ✓ Verbessert die Durchblutung des Gehirns
- ✓ Drainage- und „Entgiftungsmittel“: Regt Blut- und Lymphfluss an, ausscheidungspflichtige Substanzen werden abtransportiert, wirkt dem Alterungsprozess entgegen

23 | **Weißdorn** *(Crataegus monogyna + oxyacantha)*

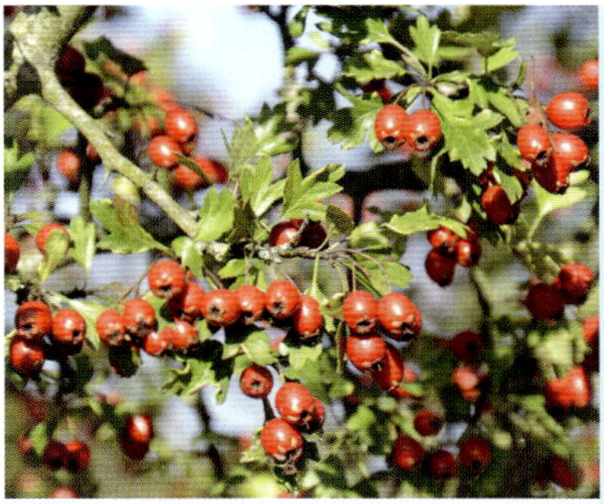

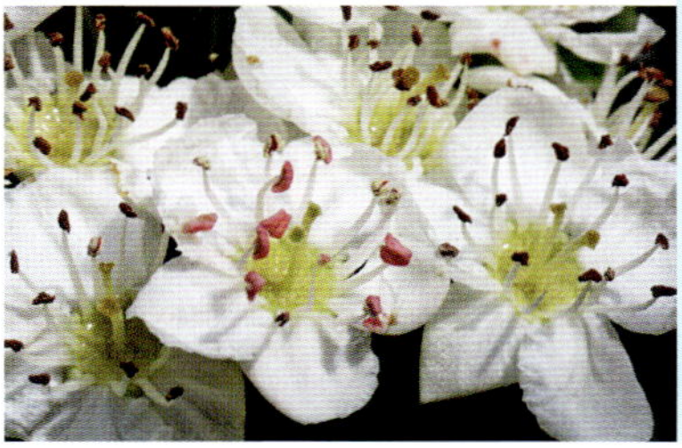

- ✓ Stärkt den Herzmuskel und harmonisiert den Herzschlag
- ✓ Beseitigt spürbares Herzklopfen (Herzpalpitationen)
- ✓ Beugt einer Blutverklumpung vor (Thrombose)
- ✓ Fördert den Schlaf, mildert Ängste und erhöht die Stresstoleranz
- ✓ Senkt den mäßig erhöhten Blutdruck

24 | **Zitronenbaum** *(Citrus limon)*

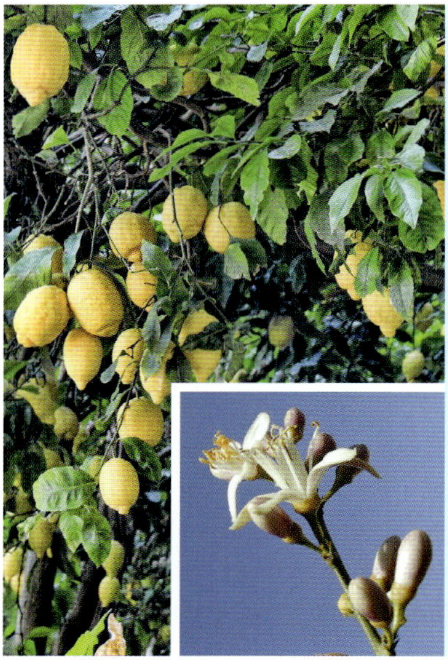

- ✓ Stärkt das Herz und wirkt Gefäßablagerungen entgegen (Arteriosklerose)
- ✓ Reguliert den Säure-Basen-Haushalt im Organismus
- ✓ Verbessert die Fließeigenschaften des Blutes (bei Thrombosegefahr)
- ✓ Fördert den Tag-Nacht-Rhythmus, harmonisiert den Schlaf und kräftigt das Nervensystem
- ✓ Senkt erhöhte Cholesterin- und Harnsäurewerte

25 | **Blutroter Hartriegel** *(Cornus sanguinea)*

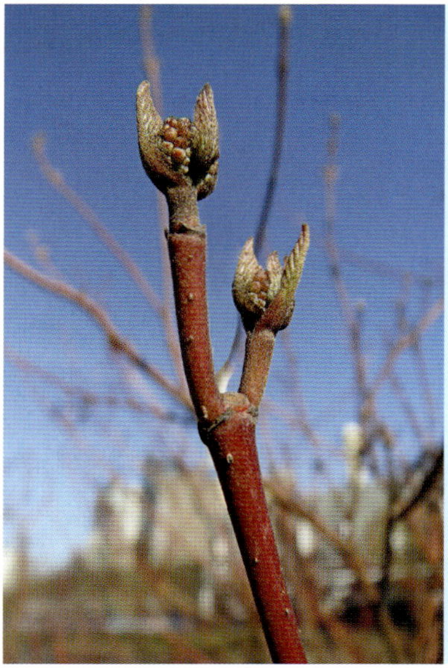

- ✓ Entzündungshemmend, z. B. Herzmuskelentzündung / Schilddrüsenüberfunktion
- ✓ Herzstärkend und Kreislauftonikum
- ✓ Regt die Bildung von roten Blutkörperchen an
- ✓ Blutverdünnend
- ✓ bei Zustand nach Herzinfarkt – normalisiert die Pulsfrequenz, entspannt den Herzmuskel bei Angina pectoris
- ! DAS HERZ-NOTFALLMITTEL !

Die Gemmo-Hausapotheke

Edeltanne *(Abies alba)*, Esskastanie *(Castanea vesca)*, Rosmarin *(Rosmarinus officinalis)*, Silberbirke *(Betula alba)* und Wacholder *(Juniperus communis)* sind die fünf Hauptentgiftungsmittel in der Gemmotherapie und sollten sinnvollerweise als kleine Hausapotheke in jedem Haushalt vorhanden sein. Selbstredend können individuelle Zusammenstellungen für den persönlichen Gebrauch sinnvoll sein.

Ich habe versucht, Ihnen diese bewährte Therapieweise näher zu bringen und hoffentlich einen kleinen Eindruck verschaffen können über den möglichen Einsatz der Mittel anhand von 25 Fallbeispielen aus meiner Praxis. Mögen die Gemmomittel zum Wohle der Menschheit auch zukünftig uns als Therapieoption zur Verfügung stehen.

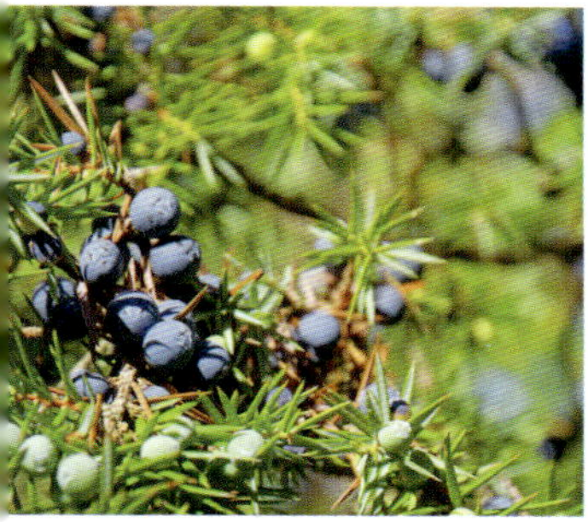

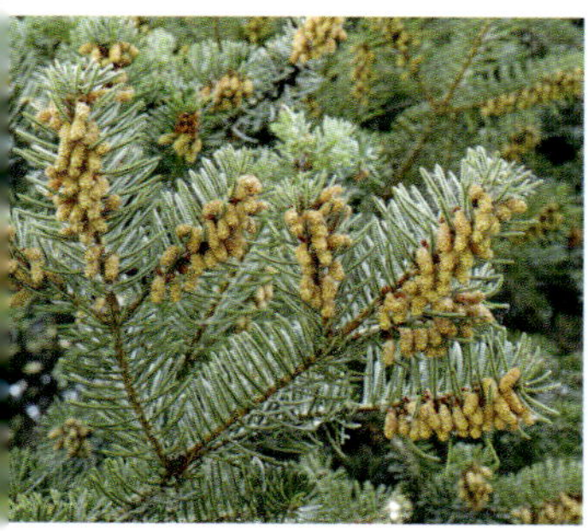

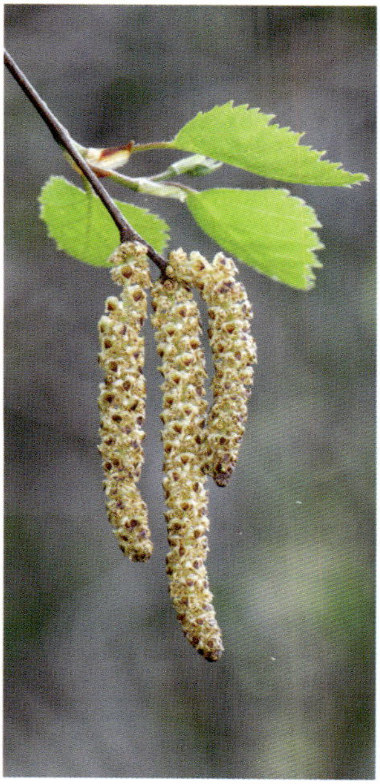

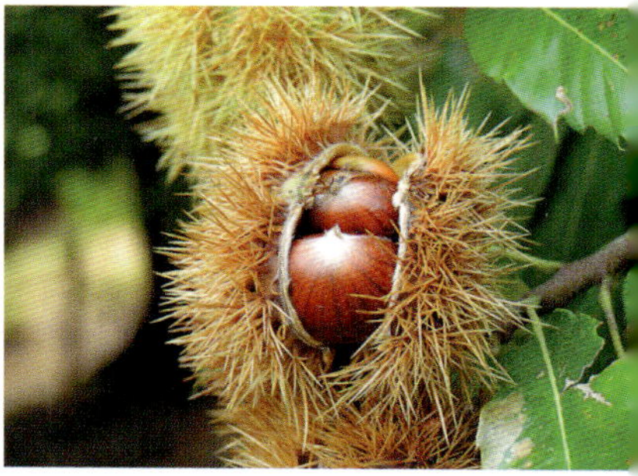

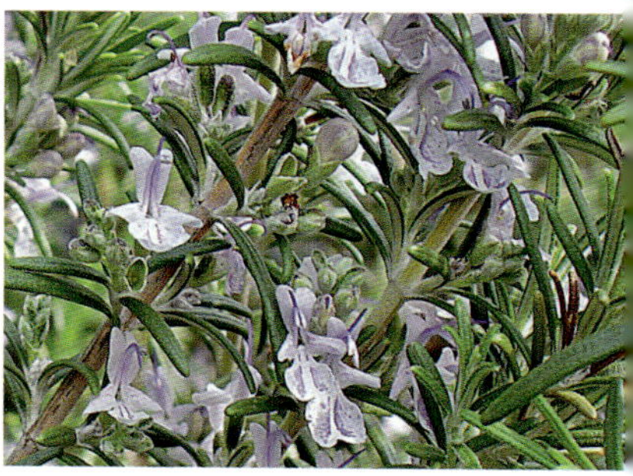

Für den Tierfreund

Immer wieder bekomme ich Anfragen von Tierfreunden, ob man die Knospenmedizin auch bei Tieren anwenden kann. Und ich antworte mittlerweile schon gebetsmühlenartig: JA, aber!

Die Knospenmazerate werden mit einem Alkohol-Glycerin-Gemisch hergestellt und Tiere lehnen den Geruch von Alkohol ab. Lässt man aber ein paar Tropfen des Knospenmazerates oder der Knospenmischung in einem Glas Wasser mit 3 bis 5 ml 30 – 60 Minuten offenstehen, so dampft der Alkohol durch die Raumtemperatur rasch ab und man kann getrost danach die Lösung dem Tier mithilfe einer Spritze wohldosiert direkt in das Maul geben.

Die Auswahl des Gemmomittels richtet sich nach dem Zustand des Tieres. Haben wir ein sehr erschöpftes Tier beispielsweise, so hilft genauso wie beim Menschen der Mammutbaum. Auch hier sind zu Beginn der Therapie häufigere Gaben sinnvoll.

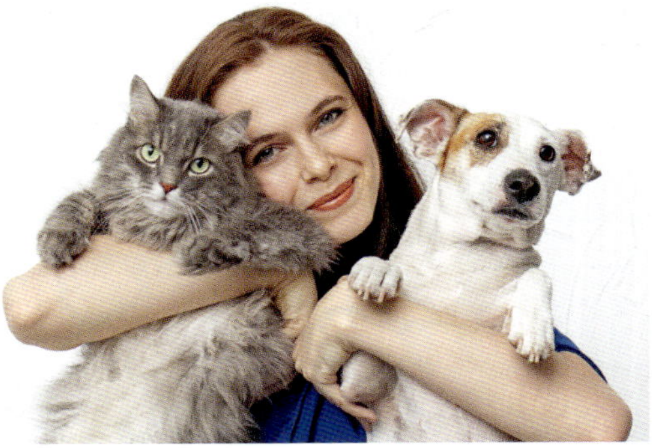

Vom Vogel, Hamster, Meerschweinchen oder Fisch über Katze, Hund, Schaf, Ziege, Ente, Gans, Rind bis zum Pferd oder Giraffe können wir mit den Knospenmazeraten helfen, wieder ins Gleichgewicht zu kommen. Manch einer fragt sich nun, wie viele Tropfen darf ich meinem Tier geben. Ich will hier eine tägliche Dosierempfehlung geben, welche nur zur Orientierung dienen soll und sich am Gewicht des Tieres orientiert. Gerade im akuten Geschehen sind häufigere Gaben, wie schon erwähnt, durchaus sinnvoll.

Tiere	unter 3 kg	1–2 × 1–2 Tropfen
Tiere	bis 5 kg	2 × 1–3 Tropfen
Tiere	bis 10 kg	2–3 × 2–3 Tropfen
Tiere	über 10 kg	2–3 × 3–4 Tropfen
Tiere	über 30 kg	3 × 4–6 Tropfen
Tiere	über 50 kg	3 × 6–10 Tropfen
Große Tiere wie Pferde und Rinder		3 × 30–50 Tropfen

Tritt eine Besserung ein, so kann die Anzahl der Tropfen reduziert angepasst werden.

Folgende Beschwerdebilder lassen sich sehr gut mit der Knospenmedizin bei Tieren behandeln: Allergien und Erkältungsbeschwerden, Erkrankungen des Bewegungsapparates, Herz- und Kreislaufbeschwerden, Hauterkrankungen, Magen-Darm-Beschwerden, Verdauungsbeschwerden inkl. Leber-, Galle- und Bauchspeicheldrüsenerkrankungen, Erkrankungen der Harnwege sowie psychische Erkrankungen und auch jene des Gehirns und Nervensystems.

Nun hoffe ich sehr, dass es unseren lieben Tieren bald wieder gut geht.

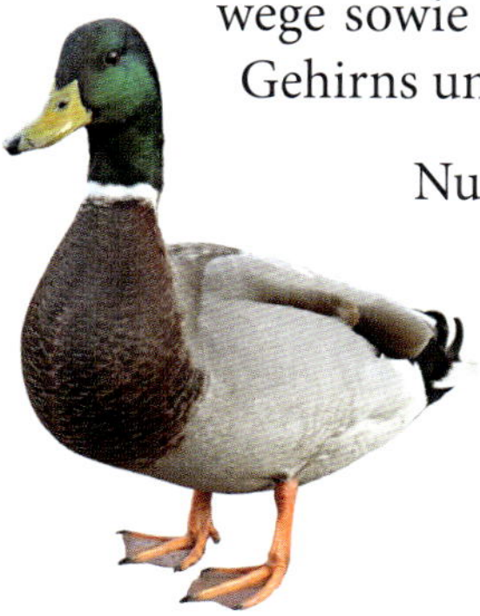

Kurzcharakteristik der 12 Schüßler-Salze

Die Idee der zwölf potenzierten Mineralsalzverbindungen stammte einst von dem Oldenburger Arzt und Geburtshelfer Dr. med. Wilhelm Heinrich Schüßler (1821 – 1898). Daher tragen sie zu Ehren Schüßlers heute noch seinen Namen. Die praktische Durchnummerierung geht auf clevere Apotheker zurück, da sich der einfache Laie mitunter sehr schwer die lateinischen Namen der Mineralsalze und deren Potenzangabe merken konnte. Heute sind in jeder Apotheke in Europa und in weiten Teilen der übrigen Kontinente diese Mineralsalztabletten nach Dr. Schüßler erhältlich.

In den vorherigen Fallbeispielen dieses Buches tauchen immer wieder Schüßler-Salze auf. Für manchen Leser sind sie unbekannt. Aus diesem Grunde haben sich Autor und Verlag entschlossen, Ihnen an dieser Stelle eine kleine Einführung in die Schüßler-Salz-Lehre mit auf den Weg zu geben. Und im Praxisalltag hat sich immer wieder bestätigt, dass neues Wissen sich an konkreten Fallbeispielen viel besser einprägen lässt als in Stichworten.

Aus diesem Grund haben wir uns dafür entschieden, Ihnen die zwölf potenzierten Mineralsalzverbindungen am Beispiel der entzündlichen Reaktionen exemplarisch darzustellen. Eigentlich können alle Schüssler-Salze bei einem entzündlichen Geschehen zum Einsatz kommen. Wählt man aber das Schüssler-Salz gezielt aus, so sind die Heilreaktionen wesentlich besser als wenn alle zwölf Salze auf einmal gegeben worden wären.

Bei der Mittelwahl hat sich seit vielen Jahrzehnten bewährt den Zungenbelag, soweit vorhanden, zu berücksichtigen.

Hier ein bewährter Einstieg für den Anfänger und eine kleine Wiederholung für den Routinier.

Übersicht der 12 Schüßler-Salze

Schüßler-Salz	Zungenbelag	Charakteristikum
Nr. 1 **Calcium fluoratum** D12	brauner, teils borkiger Belag; Zunge trocken, oft mit Rissen	„Hart- & Weichmacherfunktion" z. B. bei: Überbein, Grützbeutel, Krampfadern, Hämorrhoiden. Wärme bessert, Ruhe und Kälte verschlimmern.
Nr. 2 **Calcium phosphoricum** D6	dick, weiß, oftmals süßlicher Geschmack	Das biochemische Kräftigungsmittel par excellence. Häufigstes Mineralsalz im menschlichen Organismus. Sehr bewährt bei Lymphknotenschwellungen sowohl bei akuter und chronischer Natur.
Nr. 3 **Ferrum phosphoricum** D12	kein	1. Entzündungsstadium. Plötzlich auftretende Beschwerden jedweder Art. Kälte oder kalte Anwendungen bessern.
Nr. 4 **Kalium chloratum** D6	weiß bis weißgrau	2. Entzündungsstadium. Gute Kombination mit der Nr. 3 Ferrum phosphoricum D12 im Anfangsstadium. Bei allen Erkrankungen, die akut auftreten oder sich chronifiziert haben und durch Wärme besser werden.
Nr. 5 **Kalium phosphoricum** D6	senffarbener, stinkender Mundgeruch	Patient psychisch sehr belastet. Temperaturen über 39 °C.
Nr. 6 **Kalium sulfuricum** D6	gelblich schleimig	3. Entzündungsstadium. Das „Lebermittel". Bei chronischer Müdigkeit und Erschöpfung angezeigt.

Schüßler-Salz	Zungenbelag	Charakteristikum
Nr. 7 **Magnesium phosphoricum** D6	kein	Hauptentkrampfungs- und Schmerzmittel. Durch Wärme besser. Krämpfe der Muskeln, auch des Verdauungstraktes, bei Gallen- und Nierenkoliken, Menstruationsbeschwerden.
Nr. 8 **Natrium chloratum** D6	kein	Reguliert den „Wasserhaushalt". Bei Durchfall und Verstopfung oft das Mittel der Wahl.
Nr. 9 **Natrium phosphoricum** D6	weißlich gelb belegt	Wirkt einer Übersäuerung entgegen. Akne und Hautentzündungen aller Art, fettige Haare, Gicht und Rheuma
Nr. 10 **Natrium sulfuricum** D6	bräunlich-grün, bitterer Geschmack	Das „Zaubersalz" der alten Heiler, genannt auch Glaubersalz. Reinigt nicht nur den Darm, sondern alle Körperzellen.
Nr. 11 **Silicea** D12	bräunlich, schleimig, geschwürig, oft trockener Belag	Patient friert oft und braucht es immer warm. Eiterprozesse jedweder Art, auch an der Zahnwurzel.
Nr. 12 **Calcium sulfuricum** D6	gelber, lehmfarbiger Belag	Eiterungsprozesse, welche sich durch kühle Anwendungen bessern. (Nicht bei Zahnvereiterungen anwenden!)

Dosierungsempfehlung: Die Mineralsalzverbindungen nach Schüßler gibt es in drei verschiedenen Darreichungsformen: Tabletten, Globuli (= Streukörnchen) oder als Dilution (Tropfen). Davon gibt man im akuten Geschehen anfangs 1/4 bis 1/2 stündlich eine Tablette, 5 Globuli oder 5 Tropfen. Bei Besserung werden die Abstände erweitert. Später gibt man zur Stabilisierung noch drei bis fünf Tage dreimal täglich das Mittel. Beim chronischen Geschehen reicht es aus, das Mittel zwei bis viermal täglich eine Tablette, 5 Globuli oder 5 Tropfen, am besten immer vor dem Essen, zu geben.

Das kleine 1 × 1 der Mineralsalze nach Dr. Schüßler am Beispiel von „Entzündungen"

Nr. 3 Ferrum phosphoricum D12

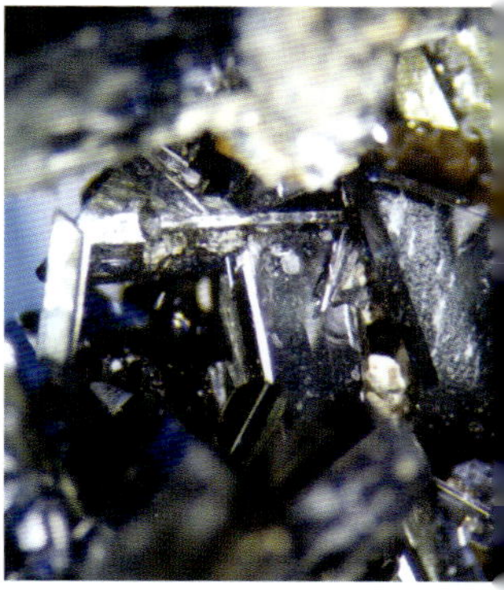
Kristallabbildung von Ferrum phosphoricum

Wenden wir uns zuerst dem plötzlich neu aufgetretenen Ereignis zu, der akuten Erkältung. Die Nase läuft, der Hals kratzt und man fühlt sich reif für das Bett. Das Ganze dauert bis dato keine sechs bis zwölf Stunden an. Die Zunge ist sauber und zeigt noch keinen Belag. Kalte Anwendungen scheinen eine Besserung zu bringen. Im Gesicht finden sich rote Wangen und eine rote Stirn und durchaus können Temperaturen bis 39 °C in Erscheinung treten.

Das alles deutet auf die Nr. 3 Ferrum phosphoricum D12 hin. Davon nimmt man in dieser akuten Phase, falls geboten, im viertel- bis halbstündlichen Rhythmus eine Tablette, bis eine deutliche Besserung eintritt. Das gilt auch in der Regel bei 90 % aller Fälle.

Nr. 4 Kalium chloratum D6

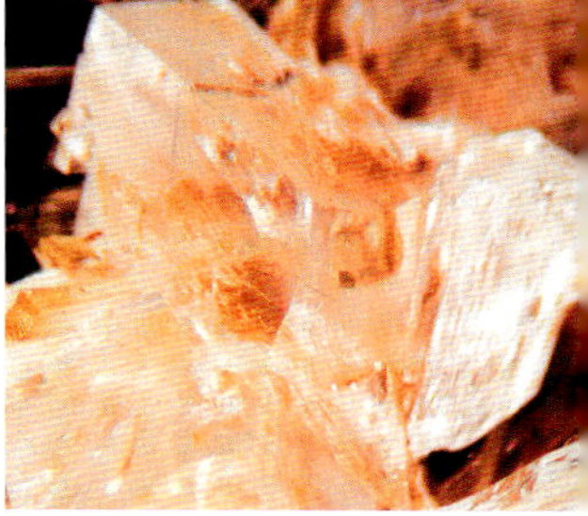
Kristallabbildung von Kalium chloratum

In den übrigen Fällen hat sich die Erkältung schon in tiefere Schichten vorgearbeitet und man wendet die Nr. 4 Kalium chloratum D6 zusammen mit der Nr. 3 Ferrum phosphoricum D12 im viertel- bis halbstündlichen Wechsel an. In diesem Stadium, dem 2. Stadium nach Schüßler, kann sich schon ein weißer Zungenbelag zeigen.

Auf alle Fälle kommt es unter der wechselhaften Anwendung dieser beiden Zellsalze zu einer Verbesserung. Die Entzündungen können sich nun im Kopf, Brust, Bauchbereich oder an den Extremitäten zeigen. Tritt eine Besserung ein, so wird die Gabenhäufigkeit auf stündlich später zweistündlich und bis zum kompletten Abklingen der Beschwerden mit dreimal täglich fortgeführt.

Oftmals lässt sich die Nr. 4 Kalium chloratum D6 auch als Einzelgabe gut bestimmen: Weißer Zungebelag und Wärme oder warme Anwendungen verbessern der Zustand des kranken Organismus. Gerade über die Anwendung schreibt Schüßler in seinen Aufsätzen viel. Man dürfe nicht zu früh damit aufhören, denn dieses zweite Entzündungsstadium benötigt eine längere Therapiedauer bis es restlos abgeklungen sei. Das sind meistens die Fälle, welche immer wieder zu einem Rückfall neigen.

Schauen sie sich in einer ruhigen Minute diese Fälle an. Die Patienten haben in der Regel einen weißen Zungenbelag, fühlen sich durch warme Anwendungen besser, gehen deshalb auch gerne in das warme Thermalwasser schwimmen oder lieben die Sauna. Auf alle Fälle können die unterschiedlichsten Krankheitsbilder auftreten, doch steht davor in der Regel das Wörtchen chronisch!

Es kann die chronische Augenentzündung genauso davon betroffen sein, wie eine Schwellung des Zahnfleisches, die zur Chronifizierung neigt oder der Ohren oder der Schleimhaut im Magen-Darm-Trakt oder gar der Weichteile und der Gelenke. Bronchitis, Colitis, Rheumatismus oder gar Fibromyalgie sind die Krankheitsbezeichnungen mit denen diese Menschen, welche die Nr. 4 Kalium chloratum D6 brauchen, zu uns kommen.

Das Mittel kann sowohl im akuten als auch im chronischen Stadium gegeben werden. Nur das Wichtigste: Sehr lange geben! Wochen, Monate, unter Umständen Jahre. Und das postulierte schon Schüßler. Sinnvollerweise gibt man das Mittel nach positivem Start nach sechs bis acht Wochen dann in einer höheren Potenz, beispielsweise der D12 und nach geraumer Zeit, spätestens, wenn man keine Wirkkraft mehr sieht in der D 30, vorausgesetzt das Mittel passt noch.

Nr. 6 Kalium sulfuricum D6

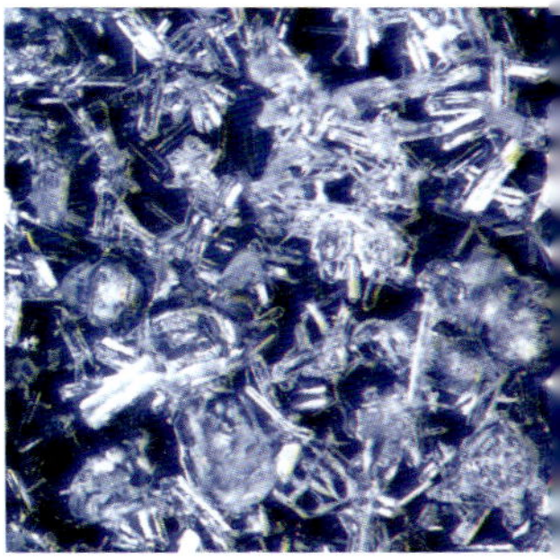

Kristallabbildung von Kalium sulfuricum

Haben sich neue Symptome ergeben, so ist ein Folgemittel zu bestimmen. Zeigt sich jedoch von Anfang an ein dicker gelber Zungenbelag, so liegt bereits das dritte Entzündungsstadium vor und man wähle statt dessen die Nr. 6 Kalium sulfuricum D6. Selbstredend können plötzlich in Erscheinung tretende Erkältungszustände eines chronisch kranken Organismus sofort der Nr. 6 Kalium sulfuricum D6 bedürfen. Auch hier sind stündliche Gaben einer Tablette sinnvoll und angezeigt.

Je akuter das Geschehen, um so häufiger sind die Gaben zu wiederholen, bis eine deutliche Besserung eintritt. Und auch hierbei ist es egal, um welche Krankheit es sich handelt. Ich möchte Ihnen das nun an einem Fallbeispiel verdeutlichen.

Es handelt sich um einen 68-jährigen Holzfäller aus dem Schwarzwald, der seit seinem 16. Lebensjahr täglich ein Pfeifchen raucht. Immer wenn sich im Herbst die ersten kalten Nächte zeigen, bekommt er einen Bronchialkatarrh, welcher in der Regel bis zum nächsten Frühsommer anhält. Das geht so schon seit vielen Jahren. Betrachtet man seine Zunge, so findet sich ein dicker gelbschleimiger Belag. Abends in einem warmen Raum fühlt er sich unwohl und geht lieber in die frische Luft und nutzt diese Gelegenheit sein Pfeifchen wieder zu stopfen und eines zu rauchen. Er läuft eine kleine Runde und fühlt sich danach besser als zuvor.

Das sind die typischen Modalitäten der Nr. 6 Kalium sulfuricum D6. Besserung an frischer Luft und Verschlechterung im warmen Raum. Mit dem Begriff Modalität beschreibt man all die Situationen, welche bessern oder verschlechtern. Unter der Anwendung der Nr. 6 Kalium sulfuricum D6 kam nach all den Jahren bei diesem Holzfäller der Bronchialkatarrh zum Abheilen. Der Patient war über den therapeutischen Verlauf sehr zufrieden.

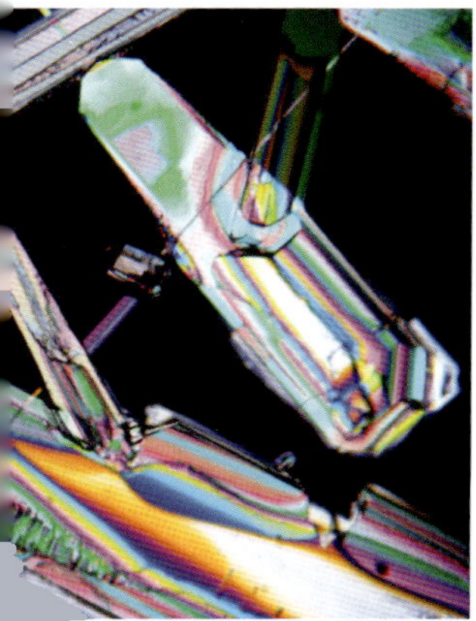

Kristallabbildung von Kalium phosphoricum

Nr. 5 Kalium phosphoricum D6

Steigt nun die Temperatur auf über 39 °C so müssen wir das Mittel wechseln. Das neu angezeigte Mittel ist die Nr. 5 Kalium phosphoricum D6. Es zeigt sich ein senffarbener, stinkender Zungenbelag oder ein ausgeprägter Mundgeruch. Auch die übrigen Körperausscheiden riechen streng. Das kann den Betroffenen schon mental sehr belasten. Er kann im Grunde gar nichts dafür. Es sind Fäulnisprozesse in seinem Körper, genauer gesagt im Darm, welche sich an seiner äußeren Schicht zeigen.

Das ist oftmals wie verhext. Die Patienten beklagen einen starken Mundgeruch, den der Partner bemerkt habe. Man geht zum Zahnarzt, der findet nichts. Dann weiter zum Hals-Nasen-Ohren-Arzt, der auch nichts finden kann. Als nächstes folgt oft der Gastroenterologe, welcher mit einer Magenspiegelung versucht, der Sache auf den Grund zu kommen. Doch auch hier findet sich nichts Handfestes, da die Ursache nicht optisch ist, sondern aufgrund einer übermäßigen Wucherung der Fäulnisbakterien im Darm entstanden ist. Und bekanntlich steigen Gase nach oben. Also riecht der Patient aus dem Mund. Die Ursache ist im Darm.

Hier hilft Heilerde zweimal täglich einen Teelöffel in warmem Kräutertee morgens und abends getrunken und das Schüßler-Salz Nr. 5 Kalium phosphoricum D6 mit bis zu sechs Tabletten über den Tag verteilt gelutscht über sechs bis acht Wochen. Dann ist die Geruchsbelästigung in der Regel restlos verschwunden und bleibt es auch für Monate oder Jahre. Tritt sie wieder in Erscheinung, so wendet man das gleiche Prozedere an.

Nr. 8 Natrium chloratum D6

Geht alles mit einer Niesattacke einher und die Nase läuft sehr, so sollte der Wasserregulator, die Nr. 8 Natrium chloratum D6 in die nähere Betrachtung gerückt werden. Auch bei Heuschnupfen oder anderen allergischen Geschehen ist die Nr. 8 Natrium chloratum D6 eine bewährte Sache. Meist auch in Kombination mit der Nr. 3 Ferrum phosphoricum D12. Aber auch bei Durchfall oder Verstopfung lässt sich mit der Nr. 8 Natrium chloratum D6 vieles erzielen.

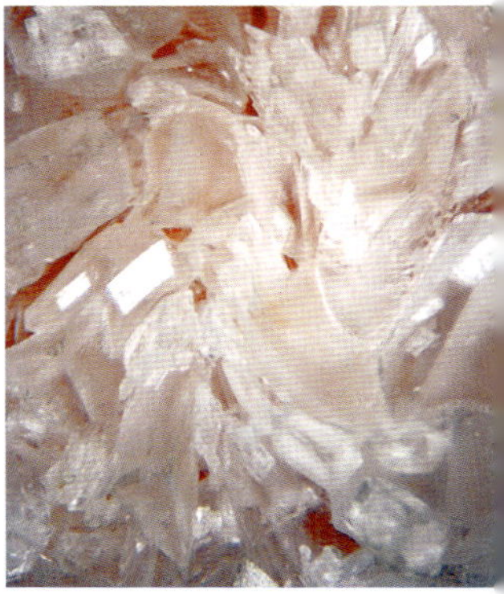

Kristallabbildung von Natrium chloratum

Nr. 7 Magnesium phosphoricum D6

Bei krampfhaften Nies- oder Hustenattacken lässt sich rasch mit großem Erfolg die Nr. 7 Magnesium phosphoricum D6 am besten als „Heiße 7" zur Anwendung bringen. Dazu werden fünf bis zehn Tabletten in heißem Wasser oder Tee gelöst, umgerührt und schlückchenweise getrunken. Gegebenenfalls mehrfach wiederholen. Wenn es zur Besserung kommt, werden die Abstände vergrößert.

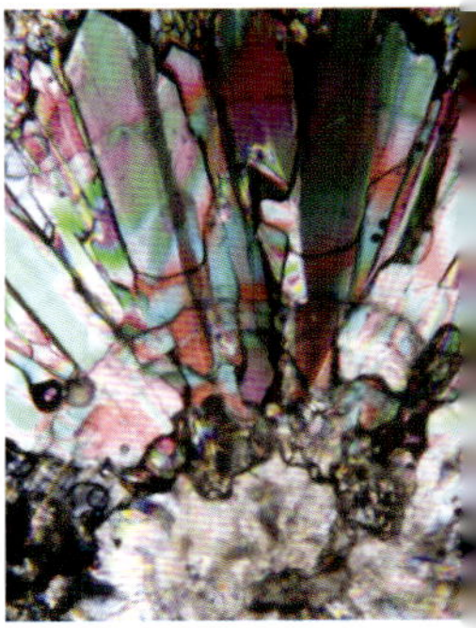

Kristallabbildung von Magnesium phosphoricum

Nr. 9 Natrium phosphoricum D6

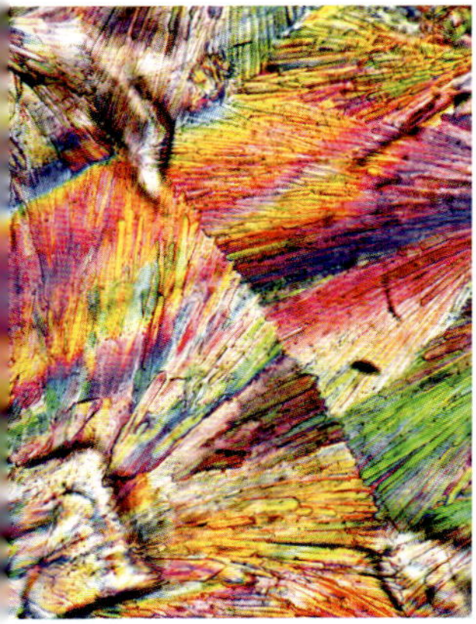

Kristallabbildung von Natrium phosphoricum

Lässt sich einiges auf eine falsche Ernährung zurück führen, meist wird zu fett und zu süß gegessen, und neigt der Patient zu einem roten maskenartigen Gesicht, so denke man an die Nr. 9 Natrium phosphoricum D6. Auch Sodbrennen steht oft im Vordergrund des Geschehens. Ein weißgelblicher Zungenbelag unterstreicht unseren Verdacht. Vornehmlich Gallenblasen-, Blasen- und Nierenentzündungen lassen sich durch Anwendung der Nr. 9 Natrium phosphoricum D6 verbessern.

Ischiasbeschwerden und Erkrankungen des rheumatischen Formenkreises zählen hier genauso hinzu wie Bindehautentzündung, Magenschleimhautentzündung, sowie Entzündungen der Mandeln und des Rachens. Gerade die honiggelben Hauterscheinungen können unter der intensiven Anwendung der Nr. 9 Natrium phosphoricum D6 rasch abklingen, ohne Antibiose oder Cortisonsalben.

Nr. 10 Natrium sulfuricum D6

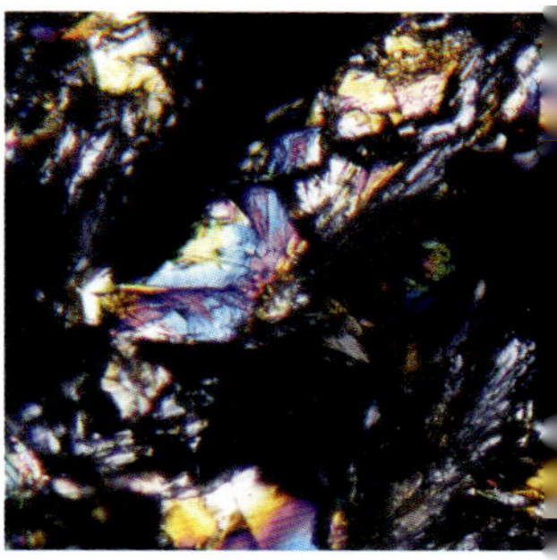
Kristallabbildung von Natrium sulfuricum

Fürchterlich frostig sind die Nr. 10 Natrium sulfuricum D6 und die Nr. 11 Silicea D12, wobei Silicea alle anderen Mittel was das Thema „Frieren“ angeht bei weitem übertrifft. Das Hauptmittel der Erkältungsprophylaxe ist das potenzierte Glaubersalz, die Nr. 10 Natrium sulfuricum D6 am besten schon dann anzuwenden, wenn sich die ersten Erkältungszeichen bei den Mitmenschen zeigen. Hustet Onkel Otto und liegt Tante Berta schon flach, dann spätestens sollten sie mit der Einnahme der Nr. 10 Natrium sulfuricum D6 sechsmal täglich einer Tablette, am besten vor dem Essen gelutscht, beginnen.

Es ist auch angezeigt, wenn sich ein rotgelber Teint zeigt und die Menschen wirklich rasch zum Frieren neigen und im Bett nicht warm werden. Wärme in aller Form bessert: Warme Thermalbäder, Wärmflaschen oder innerlich als heißer Tee.

Nr. 11 Silicea D12

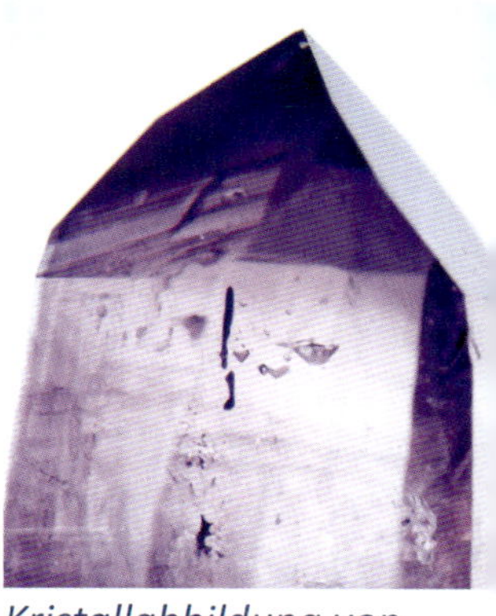
Kristallabbildung von Silicea

Bei feucht-nebeligem Wetter wird alles schlimmer. Rheuma, Gicht und Zipperlein plagen diese Menschen sehr und alles neigt zur Chronifizierung. Gesellt sich noch ein eitriger Prozess hinzu, dann ist die Nr. 11 Silicea D12 angezeigt. Kälte und unbedeckt liegen sowie jede Wetterveränderung verschlimmert oder löst einen neuen Schub aus. Abends, nachts und bei Bewegung verschlimmert sich alles und nur Wärme, warmes Einhüllen sowie warmes Baden lindert das chronische Leiden.

Es klingt für manchen fast schon paradox, aber es gibt auch Patienten, die möchten trotz einer chronischen Vereiterung der Nasennebenhöhlen gerne Kälte oder kühle Anwendungen. Auch deren rheumatisches Geschehen verbessert sich beim Aufenthalt in einem Kältestollen.

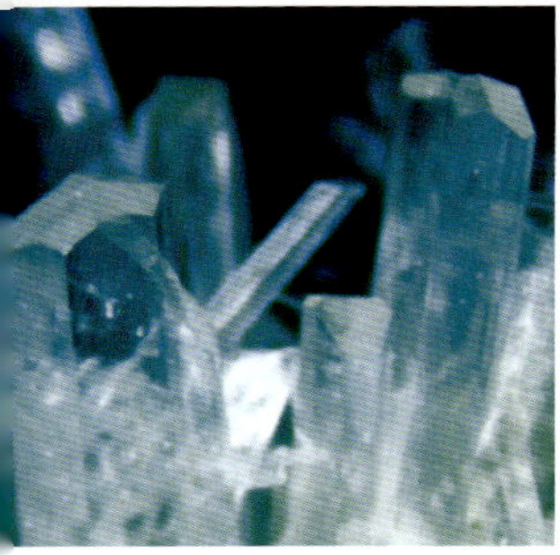

Kristallabbildung von Calcium sulfuricum

Nr. 12 Calcium sulfuricum D6

Dann spätestens jetzt sollte man an die Nr. 12 Calcium sulfuricum D6 denken. Gerade die Calciumverbindungen stellen bei Schüßler unsere Hauptmittel für Erkrankungen des Lymphdrüsensystems dar. Lymphknotenschwellungen als Zeichen eines akuten Geschehens und auch in seiner chronischen Form lassen sich mit diesen drei gezielt ausgewählten Zellsalzen positiv beeinflussen.

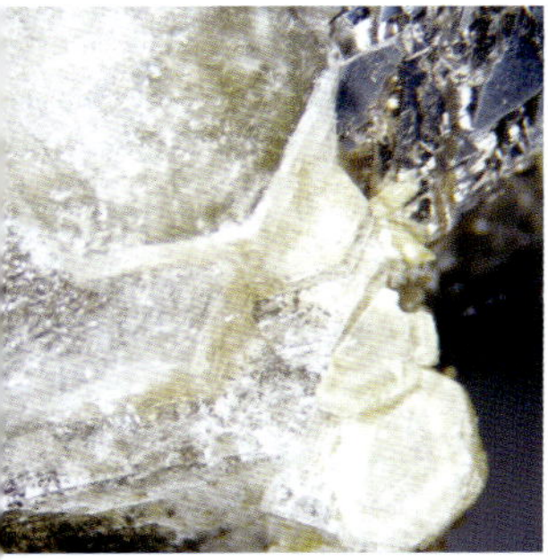

Kristallabbildung von Calcium phosphoricum

Nr. 2 Calcium phosphoricum D6

Während die Nr. 12 Calcium sulfuricum D6 eher eine Verbesserung durch Kälte bevorzugt, so sind die beiden anderen nämlich Nr. 1 Calcium fluoratum D12 und die Nr. 2 Calcium phosphoricum D6 durch eine Wärmebesserung charakterisiert. Sehr wetterempfindliche Kinder mit wiederkehrenden Infekten, meist der Lunge können eine vollständige Heilung erfahren, wenn man ihnen die Nr. 2 Calcium phosphoricum D6 mit dreimal täglich einer Tablette über Wochen gibt, ggfs. nach sechs bis acht Wochen auf eine Calcium phosphoricum D12 wechselt. Aber auch Allergien oder Erkrankungen der Haut verschwinden unter gezielter Anwendung der Nr. 2 Calcium phosphoricum D6.

Nr. 1 Calcium fluoratum D12

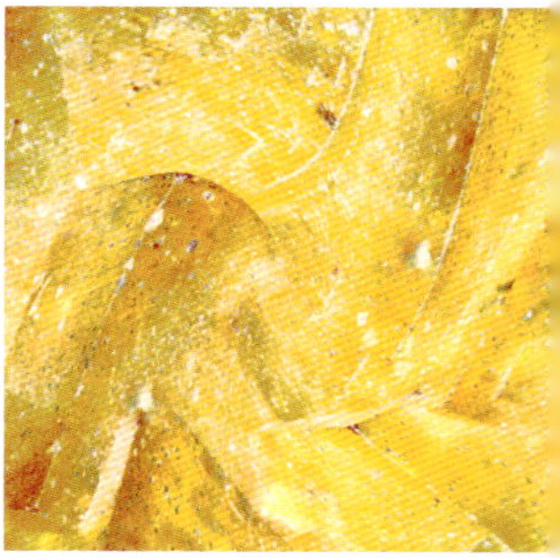

Kristallabbildung von Calcium fluoratum

Last but not least wollen wir die Nr. 1 Calcium fluoratum D12 nicht aus den Augen verlieren. Ein wunderbares Mittel bei rissigen Hauterkrankungen und akuten wie chronischen Gelenkentzündungen, Bandscheibenschäden und Auflagerungen an Knochen. Überbeine, Kalkspangen und deren mehr bessern sich unter der konsequenten Anwendung mit der Nr. 11 Silicea D12.

Beide Salze fachen, wie die beiden Homöopathie-Professoren Boericke und Dewey in ihrem Lehrbuch „Die 12 Schüßler-Salze“ schreiben, ihre Wirkkraft immer wieder gegenseitig an und das kann man seit über 140 Jahren bei der biochemischen Heilweise nach Dr. Schüßler beobachten.

Stichwortverzeichnis

Knospen-/Gemmomittel

Schüßler-Salze

Inhaltsstoffe

Symptomenverzeichnis

Der Autor

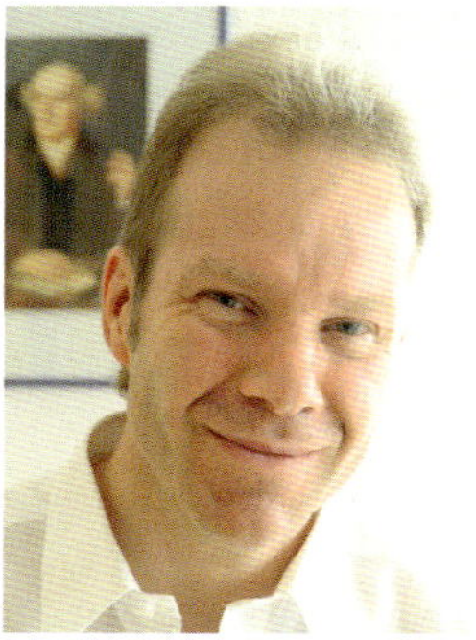

Peter Emmrich M. A., geboren 1963, ist Diplom Biologe und Chemiker, Facharzt für Allgemeinmedizin mit den Zusatzbezeichnungen Homöopathie, Naturheilverfahren, Akupunktur, manuelle Medizin, Sportmedizin und Palliativmedizin sowie dem Abschluss „Biologische Medizin" der WHO-Universität Mailand. Er schloss sein Biologie- und Chemiestudium an der Universität Ulm mit dem Diplom ab und studierte anschließend an den Universitäten Ulm und Heidelberg Medizin. Seinen Master of Arts (M. A.) für Komplementärmedizin und Kulturwissenschaften erwarb Peter Emmrich im September 2016 an der Europa-Universität Viadrina in Frankfurt an der Oder.

Er führt in Pforzheim eine Hausarztpraxis und hat einen Lehrauftrag für Allgemeinmedizin an der Universität Tübingen. Einem breiten Publikum bekannt wurde Peter Emmrich als Autor verschiedener Bücher (Antlitzdiagnostik, Die 12 Schüßler-Salze, Schüßler-Sprechstunde, Gesund und fit durch Heilpflanzensäfte) und zahlreiche Beiträge zu den verschiedensten naturheilkundlichen Themen im „Naturarzt", der „PTA heute" und „Weg zur Gesundheit". Viele kennen ihn mittlerweile als Gast beim Schweizer Gesundheitsfernsehen QS 24 oder über den Podcast „WIR. DU. NATUR. – Dein Podcast für sanfte Medizin." Woche für Woche wird immer sonntags ein neuer Beitrag ausgesendet. Überall wo es Podcasts gibt findest Du den Link.

Peter Emmrich ist erster Vorsitzender des größten deutschen Naturheilvereins in Pforzheim, Präsident des Europäischen Naturheilbundes, Vizepräsident des ZAEN und Vorsitzender des Berufsverbandes homöopathischer Ärztinnen und Ärzte Baden-Württemberg im Deutschen Zentralverein homöopathischer Ärzte. Er hält bundesweit und international Vorträge und leitet Fachfortbildungen. Darüber hinaus ist er als Fachgutachter bei der Bezirksärztekammer Nordbaden und auch bei der Landesärztekammer Baden-Württemberg tätig.

Meine Homepage: peter-emmrich.de

Liebe Leserin, lieber Leser,

ich lade Sie ganz herzlich ein, auf meiner Internetseite „**peter-emmrich.de**“ zu stöbern. Dort finden Sie eine große Auswahl meiner Bücher und Broschüren zu den Themen Schüßler-Salze, Ergänzungssalze, Homöopathie, Knospenmittel, Ätherische Öle, Heilpflanzen, Enzyme, Vital- und Heilpilze, und vieles mehr.

Seit Oktober 2021 veröffentliche ich regelmäßig jeden Sonntag einen Podcast unter dem Titel „**WIR. DU. NATUR. – Dein Podcast für sanfte Medizin.**“ Hören Sie gerne mal rein. Ganz sicher ist auch ein Thema dabei, das Sie interessiert.

Im **Schweizer Gesundheitsfernsehen QS24** sind inzwischen zahlreiche Beiträge mit mir ausgestrahlt worden. Schauen Sie gerne mal rein!

Bleiben Sie auf dem Laufenden. Abonnieren Sie gerne meinen **Newsletter** unter **https://news.peter-emmrich.de/newsletter/**.

Anhang

Hersteller und Bezugsquellen der Gemmomittel

Österreich

www.phytopharma.at
Phytopharma GmbH & Co. KG
Dürnbachstrasse 53
A-4452 Ternberg
Telefon ++43(0)7256-8867-0

Schweiz

www.phytomed.ch
Phytomed AG
Tschamerie 25
CH-3415 Hasle / Burgdorf
Telefon ++41(0)34 460 2211

www.spagyros.ch
Spagyros AG
Neufeldstrasse 1
CH-3076 Worb
Telefon ++41(0)31 959 5588

Quellen und weiterführende Literatur

Boericke & Dewey (Hrsg.: Peter Emmrich): **Die 12 Schüßler-Salze**, Mediengruppe Oberfranken (2. Auflage 2015)

Peter Emmrich: **Antlitzdiagnostik**, Jungjohann Verlag (11. Auflage 2020)

Peter Emmrich: **Schüßler-Sprechstunde**, Deutscher Apotheker Verlag (1. Auflage 2016)

Chrischta Ganz / Louis Hutter: **Gemmotherapie**, AT-Verlag (2015)

Kathrin Koll / Ulrike Keim / Angelika Wagner-Bertram: **Gemmotherapie**, GU-Verlag (2015)

Barbara Olesko: **Die Kraft der Pflanzen**, Verlag für Traditionelle Europäische Medizin (2013)

Bildnachweis

U1-1, U1-4, U4-1, S. 12, 16, 21, 25, 26, 29, 30, 35, 36, 42, 43, 45, 46, 55, 57, 63, 73, 92-2, 93-1, 93-4, 94-2, 94-4, 95-1, 95-2, 96-1, 96-2, 97-2, 97-3, 97-4, 98-1, 99-4, 100-1, 100-4, 102-1, 105-1, 105-2, 105-3, 106, 107: shutterstock.com; U1-2, S. 61, 75-2, 88, 100-2, 102-4, 104-3: AnRo0002; U1-3, S. 15, 92-1: Aiwok; U4-2, S. 38, 96-3: Adobe Stock; S. 18, 93-2: Ueberwald; S. 20, 51, 93-3, 99-2: Georg Slickers; S. 23, 94-1: ios; S. 28, 94-3: Wo_st_01; S. 33, 95-3: Wildfeuer; S. 40, 97-1: Sten; S. 49, 50, 95-2, 98-3, 105-5: H. Zell; S. 52, 99-1, 105-4: Benjamin Gimmel; S. 54, 99-3: Isidre blanc; S. 62, 100-3: Nikanos; S. 65, 101-1: Algirdas; S. 66-1, 70, 101-2, 101-5: Willow; S. 66-2, 101-3: Vassil Noisettes; S. 69, 101-4: Donar Reiskoffer; S. 76, 102-2: Mbdortmund_ Werne; S. 75-1, 102-3: Botaurus; S. 79, 103-1: 4028mdk09; S. 80, 103-2: David Perez; S. 81, 103-3: High Contrast; S. 82, 103-4: Johannes Otto Först / Immanuel Giel; S. 84, 104-2: Adriano; S. 85, 104-1: pixabay; S. 111, 113–119: DHU; S. 130: Emmrich.

Bücher von Peter Emmrich

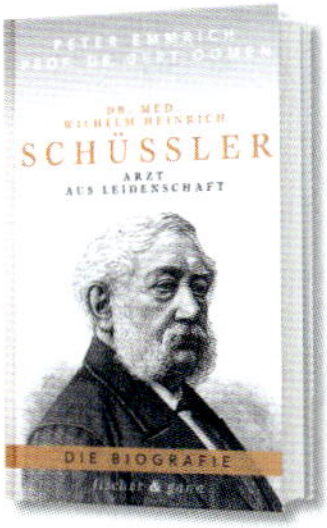

Peter Emmrich / Prof. Dr. Gert Oomen

Dr. med. Wilhelm Heinrich Schüßler

Arzt aus Leidenschaft – Die Biografie

Leben, Werk, Wirkung und Hintergrundwissen auf den Punkt gebracht.

Hardcover, 14 × 22 cm, 360 Seiten, **28,00 €**

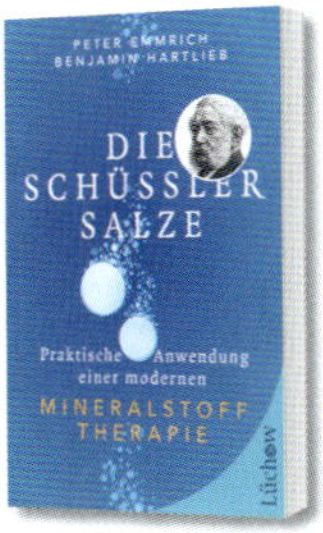

Peter Emmrich / Benjamin Hartlieb

Die Schüßler-Salze

Praktische Anwendung einer modernen Mineralstoff-Therapie

12 Schüßler-Salze, 15 Erweiterungsmittel und viele Fallbeispiele. Moderner Einstieg in die traditionelle Heilweise der Mineralstoffe.

Broschur, 13,5 × 21 cm, 176 Seiten, **14,00 €**

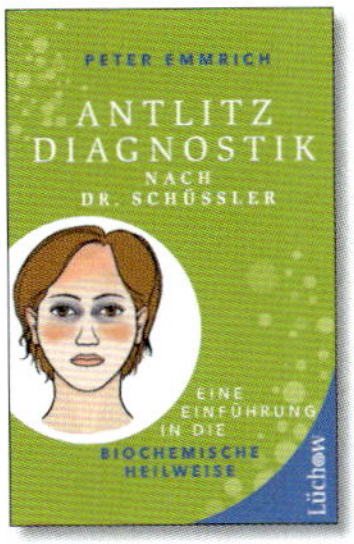

Peter Emmrich

Antlitzdiagnostik

nach Dr. Schüßler

Eine Einführung in die biochemische Heilweise

Broschur, 13,5 × 21 cm, 200 Seiten, **18,00 €**

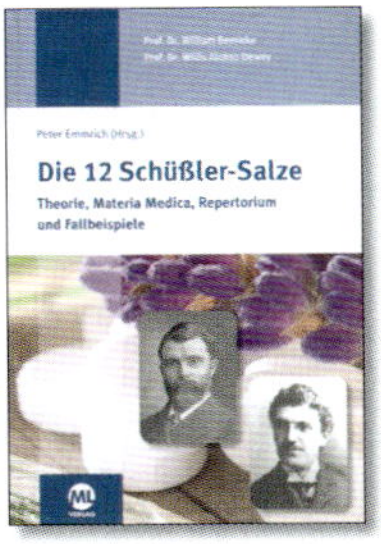

Prof. Dr. William Boericke, Prof. Dr. Willis Alonso Dewey, Peter Emmrich (Hrsg.)

Die 12 Schüßler-Salze

Theorie, Materia Medica, Repertorium und Fallbeispiele

Gebunden 17,5 × 24,5 cm, 512 Seiten, **69,95 €**

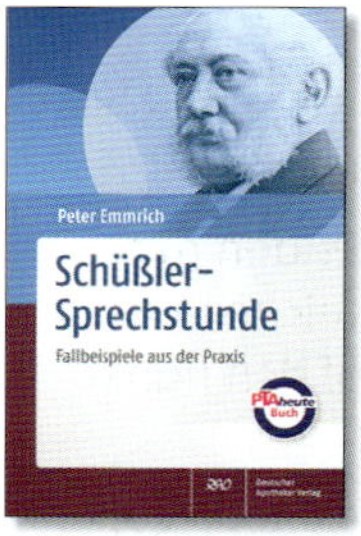

Peter Emmrich

Schüßler-Sprechstunde

Fallbeispiele aus der Praxis

Dem Arzt über die Schulter geblickt

Broschur, 15,2 × 23 cm, 212 Seiten, **28,00 €**

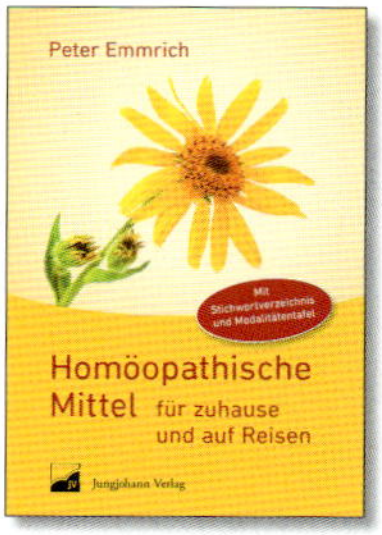

Peter Emmrich

Homöopathische Mittel

für zuhause und auf Reisen

Gebunden, 15 × 21,3 cm, 80 Seiten, **9,80 €**

Broschur, 9,5 × 14,5 cm, 60 Seiten, **4,50 €**

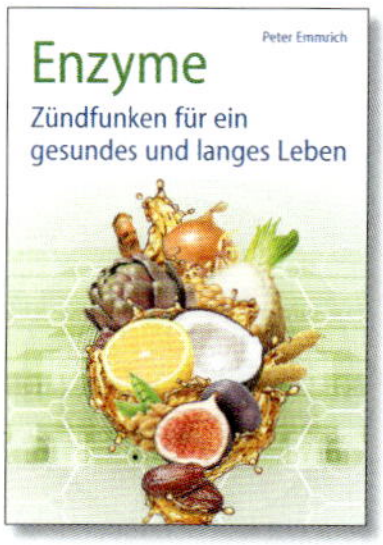

Peter Emmrich

Enzyme

Zündfunken für ein
gesundes und langes Leben

Broschur, 14,8 × 21 cm, 128 Seiten, **9,80 €**

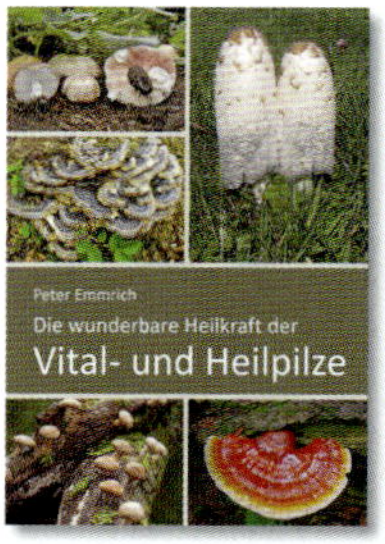

Peter Emmrich

Die wunderbare Heilkraft der

Vital- und Heilpilze

13 Vital- und Heilpilze mit Kurzcharakteristik und Fallbeispielen aus der Facharztpraxis.

Broschur, 14,8 × 21 cm, 128 Seiten, **12,80 €**

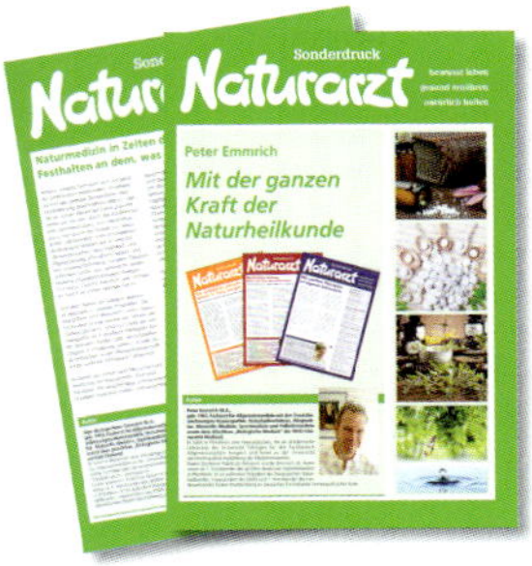

Peter Emmrich

Mit der ganzen Kraft der Naturheilkunde

Naturarzt Sammelband 1–3 + Sonderdruck 4

Eine wahre Fundgrube für fast jedes Leiden mit zahlreichen Ratschlägen aus allen Bereichen der Naturheilkunde, die Informationen auf den Punkt bringen.

2 Broschüren, 21 × 29,7 cm, 104 + 32 Seiten, **25,00 €**

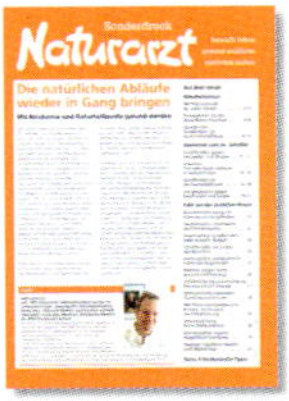

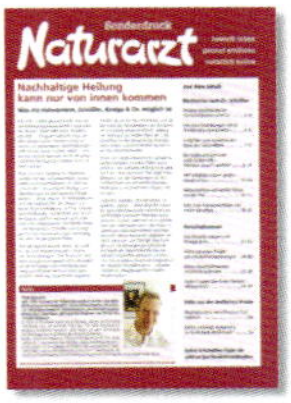

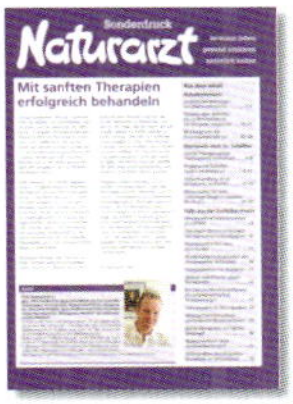

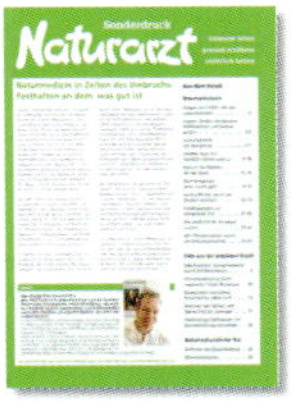

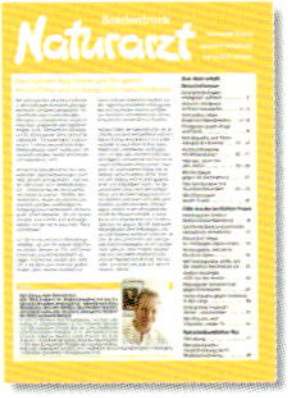

Naturarzt-Sonderdrucke 1 – 5, 21 × 29,7 cm, jeweils 32 Seiten, einzeln erhältlich, je **7,00 €**

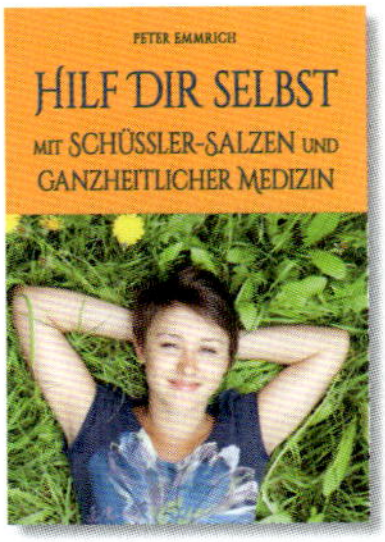

Peter Emmrich

Hilf Dir selbst

mit Schüßler-Salzen und ganzheitlicher Medizin

Broschur, 14,8 × 21 cm, 52 Seiten, **4,90 €**

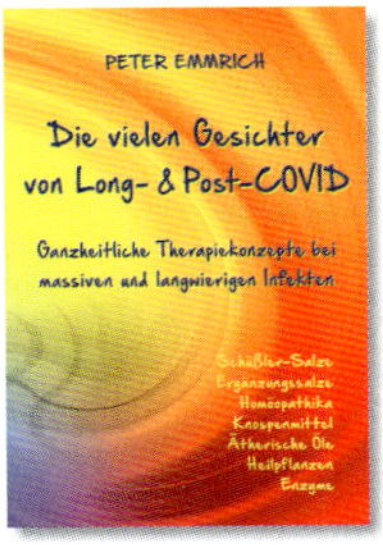

Peter Emmrich

Die vielen Gesichter von Long- & Post-COVID

Ganzheitliche Therapiekonzepte bei massiven und langwierigen Infekten

Broschur 14,8 × 21 cm, 240 Seiten, **18,00 €**

wzgshop.de · Tel. **02133 - 22 78 67** · eMail **info@wzgverlag.de**

Portofreie Lieferung unseres Buchsortiments innerhalb Deutschlands

Literatur zu den Schüßler-Salzen

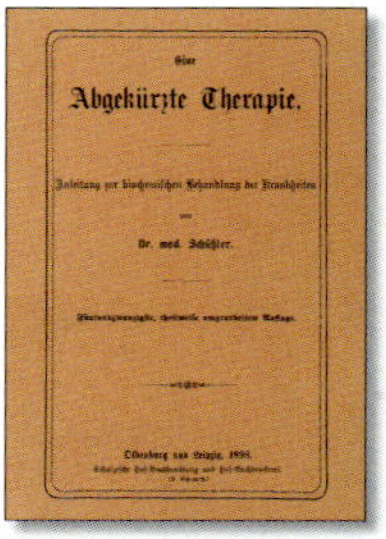

Dr. med. Wilhelm Heinrich Schüßler

Eine Abgekürzte Therapie

Anleitung zur biochemischen Behandlung der Krankheiten

Nachdruck der 25. Auflage von 1898.

Broschur, 14,8 × 21 cm, 64 Seiten, **5,90 €**

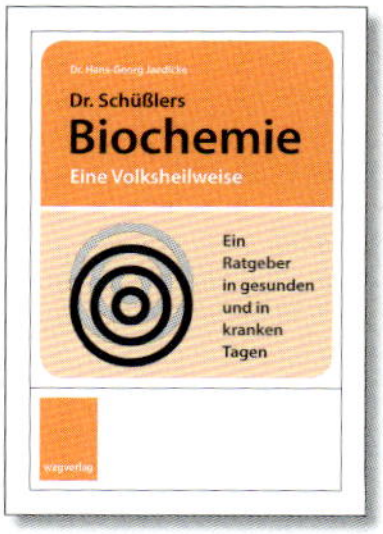

Dr. Hans-Georg Jaedicke

Dr. Schüßlers Biochemie

Eine Volksheilweise

Ein Ratgeber in gesunden und in kranken Tagen

Gebunden, 17,5 × 24,5 cm, 512 Seiten, **14,80 €**

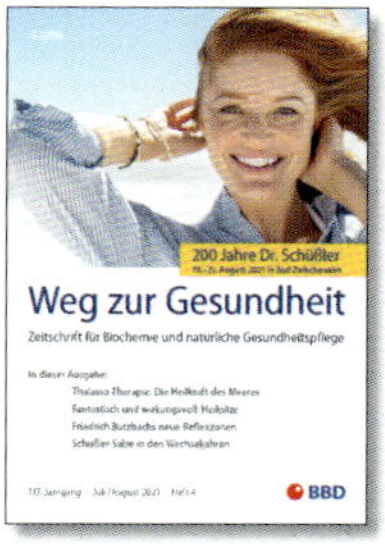

Weg zur Gesundheit

Zeitschrift für Biochemie und natürliche Gesundheitspflege

Jahresabonnement = 6 Ausgaben

Heft, 14,8 × 21 cm, 28 Seiten je Ausgabe

Jahresabonnement **12,80 €**

Weg zur Gesundheit Verlag GmbH
In der Kuhtrift 18, 41541 Dormagen
Tel. 02133 227867, Fax 02133 227868
eMail info@wzgverlag.de
www.wzgverlag.de

wzgshop.de · Tel. **02133-22 78 67** · eMail **info@wzgverlag.de**

Portofreie Lieferung unseres Buchsortiments innerhalb Deutschlands